ulmer

Sabrina Herber und Eliane Zimmermann

AROMATHERAPIE FÜR KINDER

Schnelle und sanfte Alltagshilfe

Inhalt

Die Rezepturen 57

Wissenswertes und Nützliches 123

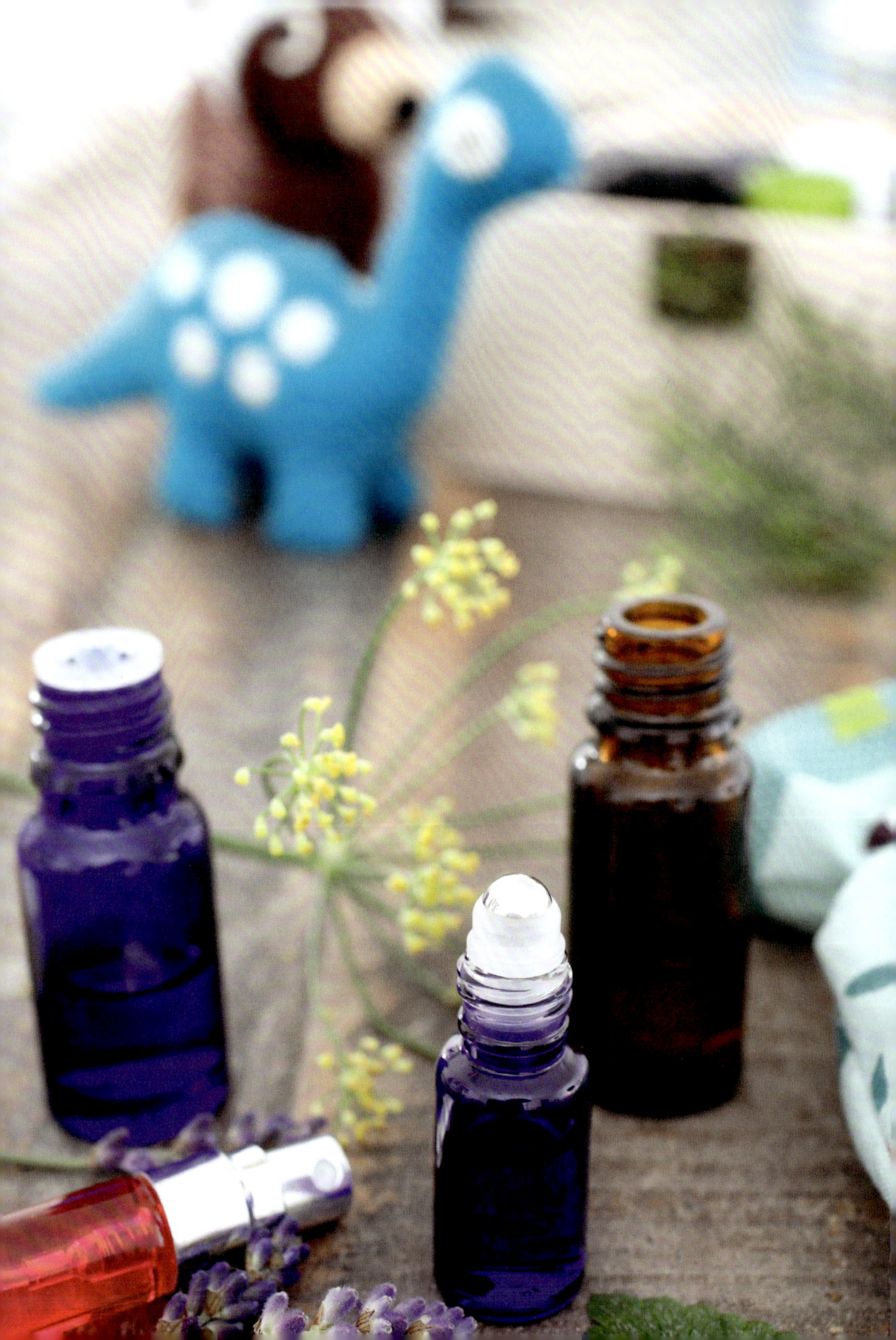

Mit Duft heilen

Zwei Autorinnen, zusammen sechs Kinder. Sechs Mal Freude, Fürsorge, Verwöhnen, Liebe. Sechs Mal Ängste, Überempfindlichkeit, Stress, nächtliche Sorgen. Wir sind vertraut mit Bauchkoliken, Milchzähnchen-Auas, Wachstumsschmerzen, Trotzphasen, Bettmonster-Attacken, Legasthenie, Pickel und Liebeskummer. Und wie so viele andere frischgebackene Eltern perfektionierten wir unseren naturnahen Lebensstil insbesondere für unser erstes frisch geschlüpftes Küken: Wir beschäftigten uns mit gesunder Ernährung, lernten Namen von Umweltgiften, jonglierten zwischen Faszination und Gefahr der virtuellen Realitäten und wendeten bei allerlei Alltags-Wehwehchen unseres Nachwuchses bereits vor über 20 Jahren ätherische und fette Öle sowie Hydrolate an.

Wir lernten unser duftendes Kunstwerk jeweils bei einigen Koryphäen der Branche, deutschsprachig, englischsprachig, französischsprachig. Darum verdünnen wir unsere Naturdüfte immer sehr sorgfältig, achten auf anerkannte Bio-Ware und hüten unsere Kostbarkeiten wie einen Schatz, da wir als Gärtnerinnen und Hobby-Destillateurinnen um den Aufwand wissen, der in jedem einzelnen Tropfen ätherischen Öles steckt.

Wir sind auch auf Facebook & Co. unterwegs und erschrecken uns zunehmend angesichts der gewinnorientierten und teilweise sogar gefährlichen Empfehlungen. Unerfahrene und manchmal verzweifelte Eltern bekommen nun immer häufiger den Rat, unverdünnte ätherische Öle „einfach so zur Immunstärkung" einzusetzen, auch die unbegründete Einnahme von ätherischen Ölen wird für die sensibelsten Menschlein regelmäßig empfohlen. So rollt der Rubel, ätherische Öle werden zur Massenware.

Wir beschlossen eines Tages recht spontan, diesem Trend etwas entgegenzusetzen und eröffneten auf Facebook – denn dort tummeln sich Rat suchende junge Eltern vorzugsweise – die Gruppe aromaMAMA. In weniger als einem Jahr schlossen sich uns über 2000 Mitglieder an. Seriöse Beratung von Praktikerinnen, die nicht vordergründig an Profit interessiert sind, ist zum Glück noch gefragt!

Geradezu als Ruf vom Universum tauchte dann noch der Ulmer Verlag bei uns auf. So entstand dieser Ratgeber, der Ihnen, liebe Eltern, hoffentlich in vielen Lebenslagen Ihrer Sprösslinge mit erprobten und verträglichen Rezepturen sowie nützlichen Informationen zur Seite stehen wird.

Wir wünschen Ihnen, liebe Leserinnen und Leser, dass Sie mithilfe unserer bewährten Tipps Ihre Kinder sanft und sicher durch gute und schwere Zeiten begleiten können – mit verantwortungsvoll eingesetzten ätherischen Ölen ist das sozusagen ein Kinderspiel!

Ihre Eliane Zimmermann & Sabrina Herber

Was sind ätherische Öle?

Im Gegensatz zu kalorienreichen Pflanzenölen, die als Energievorrat für die jeweilige Pflanze dienen, müssen pflanzliche Riechstoffe andere Aufgaben erfüllen. Diese flüchtigen Substanzen enthalten keine Kalorien, sie entsprechen eher einer Kombination aus „Hausapotheke“ und „Pflanzeninternet“.

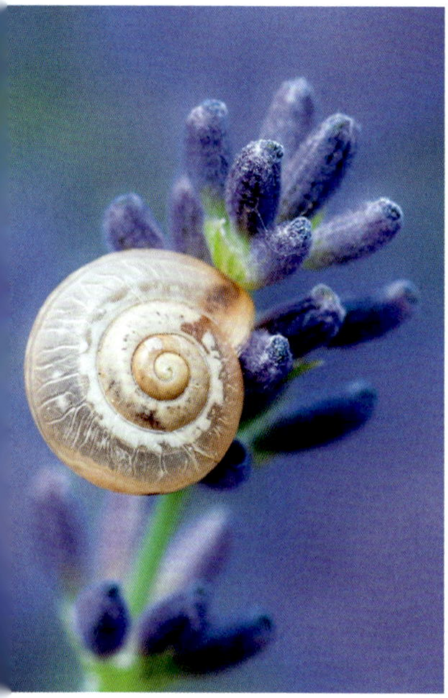

Ätherische Öle schmecken den meisten Pflanzenfeinden nicht.

Heilende Naturdüfte: wie sie entstehen und wirken

Ätherische Öle sind Vielstoffgemische, die durch Destillation entstehen. Die meisten werden mithilfe von heißem Wasserdampf destilliert; manche Blütendüfte können nur durch Wasserdestillation gewonnen werden, die Blüten schwimmen also im „Kochwasser“. Beide Vorgänge starten prinzipiell wie das Dünsten oder Kochen von Gemüsestückchen.

Einige Düfte können nur durch einen alkoholischen Auszug gewonnen werden, beispielsweise Vanille- oder Tonkaextrakt und Bienenwachs, auch Harze können auf diese Weise verflüssigt werden, wie etwa Benzoe.

Die meisten kostbaren Blütendüfte können nur mithilfe von mehr oder weniger toxischen Lösungsmitteln gewonnen werden, diese werden abgedampft, man spricht dann korrekt von Rosenabsolue und Jasminabsolue, nicht von -öl.

Fast alle diese Naturdüfte bestehen oft aus weit über 100 einzelnen Inhaltsstoffen und sind in ihrer Wirkung sehr komplex. Die Pflanze bildet sie als sekundäre Pflanzenstoffe, z. B. um:

- Fraßfeinde abzuwehren
- Insekten zur Bestäubung anzulocken
- sich vor Krankheiten zu schützen
- Umwelteinflüsse wie Trockenheit, Hitze und Kälte zu kompensieren
- mit anderen Pflanzen und Insekten zu kommunizieren

Da unsere Organe wie Herz und Leber, unsere Haut und auch unser Nervensystem mit ähnlichen Rezeptoren ausgestattet sind, können uns ätherische Öle bei der Behandlung und Vorbeugung von Krankheiten und Stimmungsschwankungen helfen.

Naturdüfte sind also stark konzentrierte Auszüge aus den unterschiedlichsten Pflanzenorganen – Blättern, Blüten, Rinden, Wurzeln, Zweigen mit Nadeln. Sie sind sozusagen genau das Gegenteil von homöopathischen Mitteln oder von Bachblüten-Tropfen. In einem einzigen Tropfen Pfefferminzöl steckt beispielsweise die Heilwirkung von vielen Tassen Pfefferminztee.

Mit diesem Bild wird vorstellbar, dass das Behandeln von Ohrenschmerzen oder Bauchweh durchaus erfolgreich sein kann, auch wenn wir Mischungen einsetzen, die nur ein bis zwei Tropfen ätherisches Öl enthalten.

Wer schon einmal eine Destillation von Duft- und Heilpflanzen genießen durfte, erlebt hautnah, welche gigantischen Mengen an Pflanzenmaterial nötig sind, damit am Ende ein halber Liter ätherisches Öl aus der Destille fließen kann. So stecken in einem Tropfen mancher Öle jeweils ein Wäschekorb oder gar eine Schubkarre voller Heil- oder Duftpflanzen. Manche ätherischen Öle wirken teuer, doch wenn wir uns bewusst machen, dass in einem einzigen Tropfen Rosenöl Blütenblätter von mindestens 30 Rosen stecken, wird nachvollziehbar, dass 2 bis 3 Euro für einen einzigen Tropfen dieses vielseitig wirkenden Naturduftes überhaupt nicht hochpreisig sind.

Anders als billige „Aromaöle" aus Supermärkten und Drogerieläden erhalten Sie hochwertige ätherische Öle – am besten aus biologischem Anbau – nur bei wenigen etablierten Anbietern. Diese sind manchmal in Apotheken, Bioläden und Reformhäusern erhältlich, können jedoch auch online bestellt werden (S. 139).

Minderwertige Doppelgänger

Synthetische Düfte – auch diese werden oft „Aromaöle" genannt – enthalten immer chlorierte Moleküle, die zu Reizungen führen können. Insbesondere die Atemwege von Babys und Kleinkindern können ernsthaft gereizt werden (S. 12). Asthmatische Zustände und Hautprobleme sind nur ein paar der Schwierigkeiten, von denen wir gehört haben und die bereits in einigen wissenschaftlichen Arbeiten bestätigt wurden. Freilich können solche unerwünschten Nebenwirkungen auch bei der überdosierten Anwendung insbesondere von alten (oxidierten) natürlichen ätherischen Ölen auftreten, doch die dauerhafte Schädigung ihres Kindes ist bei Anwendungen, wie wir sie im Folgenden vorstellen, sehr unwahrscheinlich.

Woran erkenne ich gute Qualität?

In den letzten Jahren haben sich die Etiketten der ätherischen Öle oft verändert – kein Wunder, dass so mancher Verbraucher verwirrt ist. Achten Sie also immer darauf, dass auf dem Etikett „100 % naturreines ätherisches Öl" steht, idealerweise finden Sie auch das Logo eines anerkannten Bio-Verbandes wie Demeter, Ecocert oder die Schweizer Knospe. Der wissenschaftliche Name der verwendeten Pflanze sowie der genaue Pflanzenteil sind ebenfalls Hinweise für einen seriösen Anbieter, sodass wir

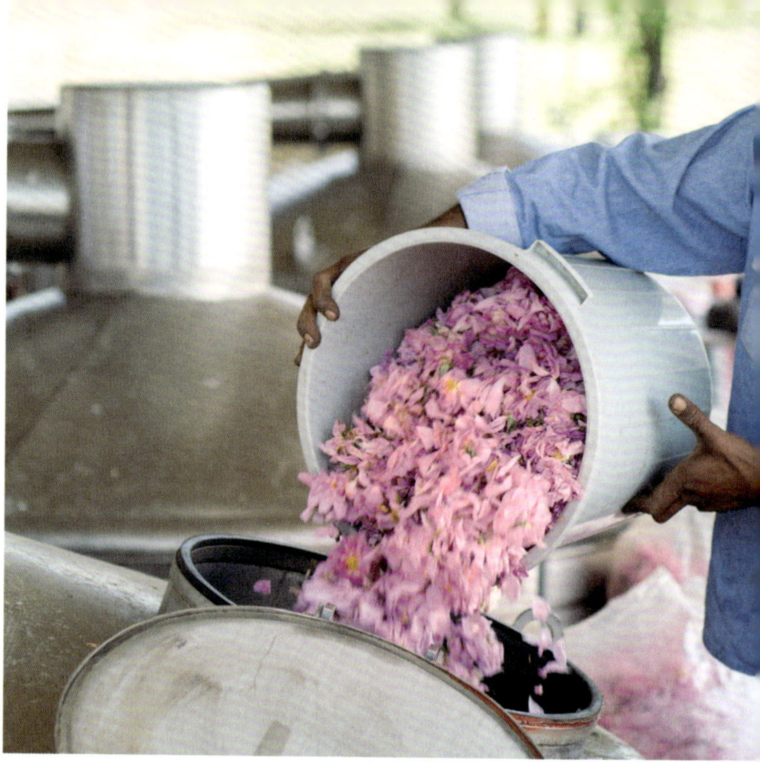

Die wertvollen Rosenblüten müssen nach dem Pflücken zügig verarbeitet werden.

im Fall von beispielsweise „Orange“ erkennen können, ob es sich um ein Öl aus der Fruchtschale, aus der Blüte oder den Blättern des Baumes handelt. Im Falle von Zimt ist es wichtig zu wissen, dass das Rindenöl extrem hautreizend wirken kann, das Blätteröl dagegen nur moderat aggressiv wirkt. Fantasienamen wie „Apfelblüten-Traum“, „Fliederzauber“ oder „Lebkuchen“ weisen auf Labor-Erzeugnisse hin.

Auf manchen Fläschchen finden wir Warnhinweise in Form von Piktogrammen, die nicht gerade Vertrauen erwecken. Sie sind jedoch vom Gesetzgeber vorgeschrieben und sagen nichts über die Qualität des Inhaltes aus. Auf anderen Etiketten werden Inhaltsstoffe aufgeführt wie z. B. Linalool und Geraniol, obwohl doch eigentlich „nur“ ein Lavendelöl in der Flasche sein sollte. Kleine geöffnete Dosen mit einer Zahl zieren die Etiketten, andere wiederum weisen ein Haltbarkeitsdatum auf. Auch verschiedene Siegel wie das Europäische Biosiegel, Demeter, Natrue und manchmal sogar therapeutische Hinweise sind aufgedruckt. Und dann gibt es da noch die ätherischen Öle, auf deren Label der Hinweis „Für Lebensmittel“ steht, dazu ein Mindesthaltbarkeitsdatum. Es ist an der Zeit, ein wenig Licht ins Dunkel zu bringen.

Für die Anbieter von ätherischen Ölen gibt es folgende Deklarationsmöglichkeiten:

- Bedarfsmittel
- Kosmetikum
- Lebensmittel
- Arzneimittel

Ist das ätherische Öl als *Bedarfsmittel* (z. B. für Duftlampen, Duftfläschchen fürs stille Örtchen oder als Duftbäumchenöl fürs Auto) deklariert, müssen folgende Hinweise auf dem Etikett zu finden sein:

- Botanischer Name
- Gewinnungsmethode
- Pflanzenteil, aus dem das ätherische Öl gewonnen wurde
- Qualität, z. B. kbA (kontrolliert biologischer Anbau), konventionell, Wildsammlung
- Beschreibung, z. B. 100 % naturreines ätherisches Öl
- Herkunftsland
- Anwendungsempfehlung: z. B. zur Raumbeduftung
- Verwendungsdauer nach dem Öffnen
- Füllmenge
- Sicherheitshinweis (laut EU-Chemikalien-Verordnung müssen Chemikalien – und dazu gehören ätherische Öle – wenn sie vom Anbieter als Bedarfsmittel eingestuft werden, auf bestimmte vorgeschriebene Art gekennzeichnet und verpackt werden)
- Zertifizierung/Kontrollstelle
- Chargennummer
- Gefahrensymbole und Warnhinweise, je nach Zusammensetzung des Öles individuell

NICHT NUR BIO, SONDERN DEMETER-QUALITÄT

Die Demeter-Zertifizierung ist die weltweit höchste Bioqualität aus biodynamischem Anbau. Biologisch-dynamischer Anbau leistet konstruktiven Umweltschutz hinsichtlich Bodenerneuerung, langfristiger Fruchtbarkeit und Artenvielfalt bei Pflanzen und Tieren.

Wenn das ätherische Öl als *Kosmetikum* zugelassen ist:

- Botanischer Name
- Gewinnungsmethode, z. B. Wasserdampfdestillation
- Pflanzenteil, aus dem das ätherische Öl gewonnen wurde
- Qualität
- Beschreibung, z. B. 100 % naturreines ätherisches Öl
- Herkunftsland
- Herstellungsland
- Dosierungsempfehlung für kosmetische Anwendungen (X Tropfen in 50 ml Mandelöl)
- INCI (Liste der Inhaltsstoffe, in mengenmäßiger absteigender Reihenfolge)
- Naturkosmetik-Logo, z. B. Natrue, BDIH, Demeter usw.
- Verwendungsdauer nach dem Öffnen (Dose mit geöffnetem Deckel)
- Füllmenge
- Sicherheitshinweise
- Zertifizierung/Kontrollstelle
- Chargennummer

Bei den *Lebensmittelölen* sind folgende Angaben auf dem Etikett nötig:

- Liste der Bestandteile
- Verwendungszweck, z. B. Würzessenz
- Qualität
- Mindesthaltbarkeitsdatum
- Füllmenge
- Sicherheitshinweise
- Kontrollstellennummer
- Chargennummer

Ätherische Öle als freiverkäufliche *Arzneimittel* in Verkehr zu bringen, ist extrem kostenaufwendig und eine nicht sehr übliche Praxis.

Die Vorschriften für eine bestimmte Etikettierung sind also von der Art der Zulassung des Produktes abhängig, diese Entscheidung obliegt dem jeweiligen Anbieter. Der Gesetzgeber schreibt die jeweiligen Angaben vor.

Über die Sinnhaftigkeit kann man streiten und sicherlich sind einige Hinweise auch völlig übertrieben – letztendlich sollen sie aber den Verbraucher schützen. Es kann durchaus vorkommen, dass ein und dasselbe ätherische Öl, also aus ein und demselben „Fass", sowohl als Lebensmittel, Kosmetikum oder auch als Bedarfsgegenstand zugelassen wird. Für den Verkauf muss dann jede Gruppe ihr gesetzlich vorgeschriebenes Etikett tragen.

Neben den Rohstoffen, aus denen ein Kosmetikum hergestellt wurde oder natürlicherweise besteht (Hydrolate oder ätherische Öle), sind (derzeit) 26 Duftmoleküle deklarationspflichtig – gleichgültig, ob sie aus dem Labor oder aus der Natur stammen. 18 davon stammen von natürlichen ätherischen Ölen. Diese Stoffe müssen seit 2005 auf der Verpackung gesondert aufgelistet werden, wenn bestimmte Konzentrationen überschritten werden (beispielsweise Citral, Linalool, Geraniol, Limonen). Mittlerweile werden viele dieser Inhaltsstoffe nicht mehr von Ökotest abgewertet, denn die angeblich stark allergene Wirkung ist entkräftet worden und wird inzwischen diffe-

WARUM REICHT DER DEUTSCHE NAME NICHT AUS?

Der botanische Name sollte immer zusätzlich zum deutschen Pflanzennamen auf dem Etikett stehen. Nur mit dieser exakten Bezeichnung weiß man letztendlich, welches ätherische Öl sich in der Flasche befindet. Wissenschaftliche Pflanzennamen – oft sind sie lateinisch – verhelfen nicht nur Fachleuten zu einer eindeutigen Identifizierung der jeweiligen Pflanze. Ohne diese einheitliche Namensgebung könnte es leicht zu Verwechslungen kommen, wie z. B. beim Öl der Virginiazeder, die im botanische Sinne keine Zeder, sondern ein Wacholder (Gattung Juniperus) ist, oder beim Öl des Schopflavendels, welches völlig anders wirkt als das bekannte Lavendelöl. Ihre jeweiligen Zusammensetzungen und Wirkungen unterscheiden sich deutlich!

renzierter betrachtet. Dies ist aber der Grund, warum auf der Flasche des Lavendelöls (Lavandula angustifolia) zusätzlich in der Inhaltsstoffliste auch Linalool und Geraniol aufgelistet werden müssen, obwohl es sich dabei um natürliche Bestandteile des ätherischen Öls handelt. Genauso ergeht es auch dem Rosenhydrolat. Immer wieder werden wir gefragt, warum denn in dem Hydrolat – obwohl man doch extra eins ohne Alkohol besorgt hat – Benzyl Alcohol enthalten ist. Auch hierbei handelt es sich um einen natürlichen Bestandteil des Hydrolates. Dieser duftende Alkohol wurde nicht hinzugefügt. Bei Hydrolaten, denen Alkohol beigemischt wurde, ist dies deutlich dem Etikett zu entnehmen, z. B. durch den Hinweis „in Weingeist“.

Schwarze Schafe

Leider gibt es unredliche Anbieter, die genau diese Gesetze, denen auch sehr vertrauenswürdige Unternehmen ausgeliefert sind, ausnutzen. In einer beispiellosen Marketing-Prosa, machen sie etablierte lokale Mitbewerber schlecht, „beweisen“ damit deren angeblich schlechtere Qualität und bieten ihre Produkte als die weltbesten Wundermittel zu völlig überteuerten Preisen an (medizinische Aussagen werden auf entsprechenden Veranstaltungen ausgesprochen, obwohl dies in den meisten Ländern untersagt ist, wenn die Öle nicht als Arzneimittel zugelassen wurden). Zudem wird mit jeweils hauseigenen Siegeln geworben, welche beim Kunden den Eindruck erwecken sollen, er oder sie würde diese „besonderen“ ätherischen Öle in therapeutischer Qualität erwerben. Verschwiegen wird, dass diese Siegel von den Firmen „erfunden“ und markenrechtlich geschützt wurden. Auch die Behauptungen, dass den ätherischen Ölen, welche die Gefahrenstoffpiktogramme auf dem Etikett tragen, Fremd- und Füllstoffe beigemischt seien und die EU-Bio-Zertifizierung dies sogar erlaubt, stimmen nicht.

Wenn Sie ätherische Öle einkaufen, achten Sie auf eine Etikettierung, die den obigen Übersichten entspricht, vergleichen Sie Preise und orientieren Sie sich an namhaften Anbietern (Adressen ab S. 139). Ätherische Öle können nie spottbillig sein, da wie gesagt riesige Mengen an Pflanzenmaterial benötigt werden, um sie zu gewinnen.

Hören Sie genau hin, wenn Ihnen ätherische Öle als besonders therapeutisch wirksam angeboten werden, auch eine Anwendungsempfehlung mit unverdünnten ätherischen Ölen sollte sie stutzig machen. Seriöse Aromapraktiker, -berater oder -therapeuten werden immer eine verdünnte Anwendung empfehlen, meistens im Bereich zwischen 0,5 und 3 %. Auch die innerliche Einnahme ist in Deutschland unüblich und gehört in die Hände von erfahrenen Therapeuten oder Ärzten.

QUALITÄTSKRITERIEN

Für die Qualität der ätherischen Öle, insbesondere wenn sie auf der Haut angewendet werden, ist es u. a. wichtig,

- dass die Pflanzen ohne Pestizide und Kunstdünger wachsen dürfen, also aus zertifiziertem kontrolliert-biologischem Anbau stammen,
- dass die Pflanzen zum optimalen Zeitpunkt geerntet werden,
- dass die Pflanzen naturbelassen (genuin) und zum Zeitpunkt der Destillation relativ frisch oder im Fall von einigen Pflanzen (Gewürznelke, Zimtrinde, Pfeffer) schonend getrocknet worden sind.

Ätherische Öle sicher anwenden

Können ätherische Öle meinem Kind schaden? In diversen Internetgruppen wird diese Frage oft kontrovers, ja sogar aggressiv diskutiert. Die einen verdünnen die ätherischen Öle bis zur Unkenntlichkeit, während andere immer leichtsinniger mit unverdünnten, teils hautreizenden Mengen um sich werfen.

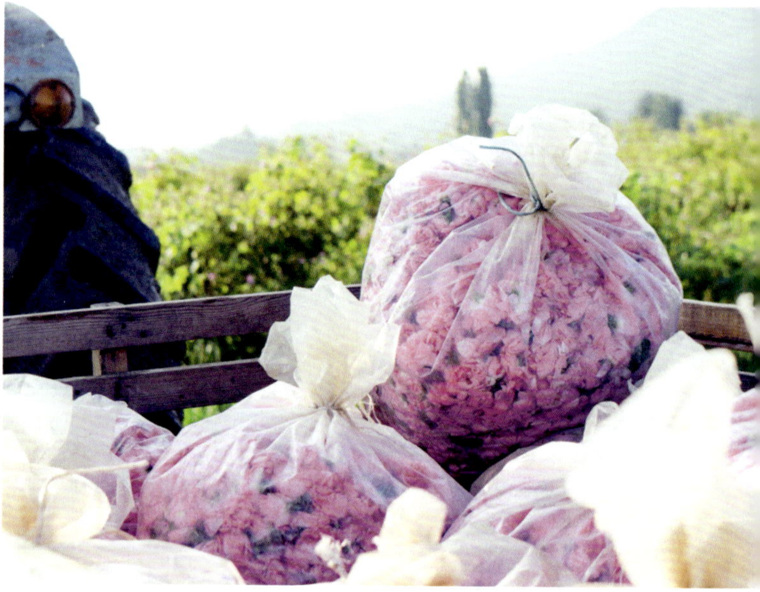

Die Destillation von Blütenölen erfordert viel Arbeit bei der Ernte, weil große Mengen an Pflanzenmaterial nötig sind.

BADEN MIT ÄTHERISCHEN ÖLEN

Wenn ätherische Öle als Badezusatz genutzt werden, müssen sie zuerst mit Sahne oder Salz vermischt werden. Da sie sich pur nicht mit Wasser verbinden, dienen Sahne oder Salz als Emulgator.

Der Mix macht's

Ätherische Öle werden selten pur angewendet, sondern meistens mit einem Pflanzenöl, einem Hydrolat oder mit Alkohol verdünnt. Die Anwendungsmöglichkeiten sind vielfältig: Einreibungen, Badezusätze, Riechzucker, Schnupper-Schmusetücher, Sprays und vieles mehr. Sie finden unsere Rezepturen ab S. 56.

Die richtigen ätherischen Öle für sein Kind auszusuchen, ist gar nicht so schwer. Denn bereits sehr früh kann das kleine Wesen uns mitteilen, ob es einen Duft mag oder nicht – selbst bei Frühgeborenen kann diese Reaktion beobachtet werden. Die Allerkleinsten bis etwa einem Alter von einem halben Jahr behandeln wir vorzugsweise mit Hydrolaten, unbedufteten Pflanzenölen, Kräutertees und homöopathischen Präparaten. Danach werden fast alle ätherischen Öle in der „Kinderverdünnung“ von etwa 1 % (je nach Alter etwas mehr oder weniger) und bei Anwendung auf der Haut gut vertragen.

DOSIERUNGSEMPFEHLUNG FÜR ÄTHERISCHE ÖLE

Ätherische Öle werden in den allermeisten Fällen verdünnt (vor allem mit Pflanzenölen und Hydrolaten) angewendet – je jünger das Kind, desto geringer der Gehalt an ätherischen Ölen in der Mischung: **Kinder bis 1 Jahr:** 0,1–0,5 % | **1–3 Jahre:** 0,5–1 % | **3–6 Jahre:** 1–1,5 % | **6–10 Jahre:** 1,5–2,0 %.

Die Verdünnungen entsprechen dabei etwa:

Dosierung	in 10 ml oder 1 EL Pflanzenöl	in 20 ml oder 2 EL Pflanzenöl	in 30 ml oder 3 EL Pflanzenöl	in 50 ml oder 5 EL Pflanzenöl
0,5 %	1 Tropfen	2 Tropfen	3 Tropfen	5 Tropfen
1 %	2 Tropfen	4 Tropfen	6 Tropfen	10 Tropfen
2 %	4 Tropfen	8 Tropfen	12 Tropfen	20 Tropfen
3 %	6 Tropfen	12 Tropfen	18 Tropfen	30 Tropfen

Kinder sind keine winzigen Erwachsenen

Ob klein oder groß, pflegeleicht oder anspruchsvoll: Jeder neue Mensch hat seinen Platz und seine Bedürfnisse. Dabei gilt zu beachten, dass Kinder keine Erwachsenen in Miniaturausgabe sind. Diese Tatsache wird in den letzten Jahren immer mehr von der Schulmedizin betont. Darum sind viele Anwendungen, ob mit chemischen Mitteln oder in der Naturheilkunde, nicht einfach zu halbieren oder zu reduzieren. Manche Produkte sind – egal in welcher Mini-Dosierung – nicht für Kinder geeignet. Darum sind Altersangaben nur sehr ungefähr. Gewichtsangaben und bei heftigen Medikamenten sogar die Körperoberfläche sind zuverlässigere Werte für die Behandlung von sehr kranken Kindern.

Vorsichtsmaßnahmen

Beim sorgfältigen Durchschauen der Fachliteratur über Anwendungen von ätherischen Ölen lernen wir, dass sich 99 % aller Gefahrenhinweise auf die innere Verwendung von ätherischen Ölen, also auf das Schlucken, beziehen sowie auf Anwendungen von unverdünnten oder nur wenig verdünnten ätherischen Ölen.

Daher beherzigen wir in diesem Buch die bewährte Erkenntnis, die auch in seriösen Ausbildungen gelehrt wird, dass die orale Anwendung von ätherischen Ölen bei Kindern unter 20 kg weder sinnvoll noch sicher ist. Sie kann höchstens in Ausnahmefällen von gut geschulten Personen und nur mit von anerkannter Stelle zertifizierten Bio-Ölen bzw. als Lebensmittel zugelassenen ätherischen Ölen durchgeführt werden. Hydrolate eignen sich dagegen hervorragend zur Einnahme, so kann beispielsweise ein Teelöffel Melissenhydrolat in einem Glas Wasser bei hyperaktiven Kindern für mehr Ruhe sorgen (S. 52).

Die Gewichtsangabe ist sinnvoll, da Kinder sich sehr unterschiedlich entwickeln können, sodass Altersangaben, ab wann einem Kind oral zugeführte ätherische Öle zuzumuten sind, nur ungefähr angegeben werden können.

Da das sich noch entwickelnde Gehirn von Babys und Kleinkindern besonders empfänglich für Reize ist, kann es insbesondere von neurotonisch wirksamen Inhaltsstoffen von ätherischen Ölen (über-)stimuliert werden. Was beim gesunden Großkind oder Erwachsenen noch neurotonisch (konzentrationsfördernd) wirkt, kann beim Winzling neurotoxisch wirken, also die hoch reaktiven Nervenzellen zum Kurzschluss zwingen: So kann es zu Krämpfen kommen. In einer Studie von 2004 wurde gezeigt, dass kleine Jungs eher zu solchen Krampfanfällen neigen als kleine Mädchen, das hängt mit der unterschiedlich verlaufenden Gehirnentwicklung zusammen.

Ätherische Öle, die neurotonisch wirksame Moleküle enthalten, müssen bei Kleinkindern gemieden werden (auch bei Hautanwendungen):

- Campher in Rosmarinöl (wird bei einigen Anbietern Rosmarin spanisch genannt)
- Pinocamphon in manchen billigen Ysopölen
- β-Pulegon in Flohminzeöl und in billigen „Minzeölen“
- Thujon in Thujaöl sowie in minderwertigen Salbeiölen

Methylsalicylat in Wintergrünöl sowie Birkenöl kann von Kindern nicht verstoffwechselt werden, sodass dieses für Erwachsene harmlose Öl für kleine Menschen giftig wirken kann. Wie bei der Einnahme von Aspirin (ASS-Präparate) kann dies zum gefährlichen Reye-Syndrom führen, das Blut wird völlig übersäuert.

Im Bereich der Nase und des Brustkorbes müssen bei Babys und Kleinkindern äußerlich angewendete Öle vermieden werden, welche beim Einatmen kühlend wirken und „Schnappatmung“ verursachen könnten (sie fördern bei uns Erwachsenen eher eine tiefere Atmung): Öle mit 1,8-Cineol (Eucalyptol), z. B. Eukalyptus insbesondere in minderwertiger Qualität, Ravintsara, Niaouli, Cardamom, Cajeput und Myrte türkisch. Auf den Füßen, dem Rücken oder hinter den Ohren aufgetragen, dazu in 1%iger Verdünnung verursachen sie bei grundsätzlich gesunden Kleinkindern keine Probleme. Die innere Einnahme (in käuflichen Kapseln) verursacht übrigens nicht den befürchteten Schließreflex der Atemwege beim Einatmen. Vermeiden sollten Sie bei Babys und Kleinkindern also:

- Öle mit Menthol: Pfefferminze, Ackerminze („japanisch“, „chinesisch“)
- Öle mit Campher: Kampferöl, Rosmarin („spanisch“)

Wenn der Kinderarzt/die Kinderärztin vehement gegen die Anwendung von ätherischen Ölen im Kleinkind-Alter ist, bitte verstehen Sie seine/ihre Sorge (und entscheiden dann gegebenenfalls selbst). Ätherische Öle sind Vielstoffgemische. Fast jedes ätherische Öl enthält zumindest Spuren von schleimlösenden Inhaltsstoffen, beispielsweise enthält das kinderfreundliche Mandarinenöl 1 % Thymol. Wenn das noch nicht sehr bewegliche Kleinkind diese Naturduftstoffe einatmet, kann die schleimlösende Wirkung stattfinden. Ein Winzling, der das Abhusten noch nicht gelernt hat, noch nicht krabbelt und sich hochzieht, besitzt einfach noch nicht die kräftige Muskulatur, um losgelösten Schleim zuverlässig abzuhusten. Er oder sie könnte im schlimmsten (jedoch unwahrscheinlichen) Fall ersticken. Aus diesem Grund haben der Kinderarzt oder die -ärztin Bedenken.

Sobald das Kind mobil ist, sich hochziehen kann, purzelt und rollt, entwickelt sich diese Fähigkeit. Der Zeitpunkt kann jedoch sehr unterschiedlich sein, darum macht es auch nicht viel Sinn, sich in Rezepturen auf ein sehr konkretes Alter festzulegen. Die gewählten Altersangaben in diesem Buch entsprechen jedoch immer einer sehr sicheren Dosierung. In Einzelfällen sollten Eltern aber bei besonders empfindlichen, für ihr Alter kleine bzw. leichte Kinder eine niedrigere Dosierung wählen.

Sie selbst kennen Ihr Kind! Beobachten Sie genau, wie es auf Duftlampe und Einreibungen reagiert. Man hat sicherlich ein gutes Gefühl und Instinkte, die einen davor bewahren, es mit ätherischen Ölen zu überstimulieren. Doch bei Ratschlägen und Empfehlungen für fremde Kinder sind auch wir immer sehr vorsichtig. Wir kennen weder den Kenntnisstand der Eltern noch deren Einkaufsquellen für Naturdüfte (oder gar Synthetikdüfte

Minze ist nicht gleich Minze. Das ätherische Öl der Pfefferminze ist für Kinder unter 6 Jahren nicht geeignet.

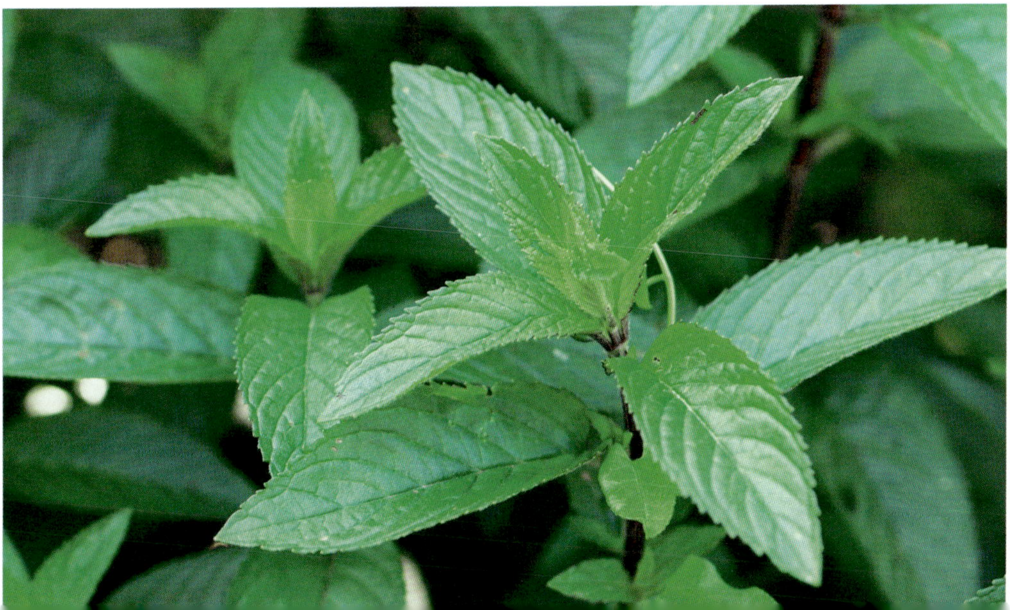

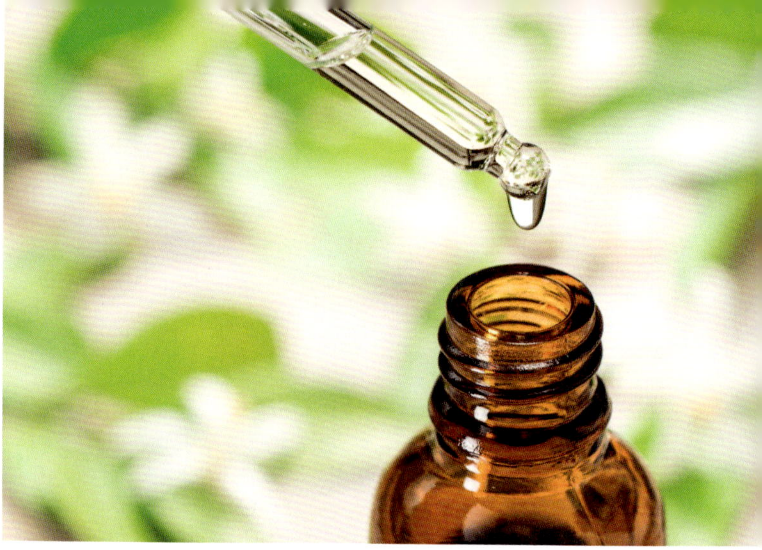

In einem einzigen Tropfen steckt die Heilkraft von großen Mengen an Duftpflanzen.

aus dem Drogeriemarkt) oder die Reaktionsschwelle der Kleinen. Und genau darum müssen wir als Buchautorinnen immer etwas (zu) vorsichtig mit Rezepturen umgehen.

Wenn wir dann noch bedenken, dass alle bisherigen Prozentangaben auf unkorrekten Tropfenzählungen beruhen, können wir uns fast beruhigt zurücklehnen, denn 20 Tropfen entsprechen bei keinem Öl mit modernem Tropfeinsatz 1 ml, sodass unsere vermeintlich 1%igen Verdünnungen IMMER geringer ausfallen. So ergeben z. B. erst 33 Tropfen Lavendel (*Lavandula angustifolia*) oder 44 Tropfen Manuka (*Leptospermum scoparium*) jeweils 1 ml.

MERKE
„Ein paar Tropfen" ist keine Mengenangabe!

Das Ungeborene

Wenn schwangere Frauen „immer der Nase nach" gehen (denn ihr Riechsinn ist in dieser Zeit extrem alert) und ätherische Öle nur äußerlich und 1- bis 2%ig verdünnt anwenden, ist keinerlei Schädigung ihres Babys zu befürchten. Sie dürften sonst nicht im Restaurant oder in der Kantine essen gehen, denn dort warten mit Hexan gewonnene „Speiseöle", hormonbelastete Fleischprodukte, Farbstoffe, Aromastoffe etc. Sie dürften keine herkömmlichen Parfüms oder Kosmetika anwenden (hormon-aktive Phtalate, synthetische Duftstoffe etc.), keine Nicht-Bio-Kleidung tragen (gefährliche Farbstoffe, Rückstände von Agrargiften in Billig-Baumwolle, elektrostatische Effekte in Synthetikstoffen etc.), sie dürften keinen Joghurt mit Zimt und kein Rotkraut mit Nelke essen. Die Gefahrenmeldungen in Büchern beziehen sich immer auf Erkenntnisse durch fehlerhafte und innere (!) Anwendungen, beispielsweise zu Abtreibungszwecken.

Säuglinge brauchen besondere Pflege

Säuglingshaut ist sehr dünn und durchlässig, zudem im Vergleich zum Erwachsenen stark feuchtigkeitshaltig. Auch der „Babyspeck" spielt eine Rolle bei der Aufnahme von ätherischen Ölen. Darum dosieren wir ätherische Öle maximal im Bereich zwischen 0,5 und

1 %. Bei extrem empfindlicher Haut ist die Pflege mit hochwertigen Pflanzenölen oder Mazeraten (Auszügen in Olivenöl) wie Ringelblumenöl und Johanniskrautöl völlig ausreichend. Und wenn selbst diese zu stark wirken, bleibt uns noch Bio-Olivenöl, das besser als jedes Mineralöl zur Hautpflege geeignet ist.

Säuglingen dürfen ätherische Öle keinesfalls innerlich verabreicht werden!

Mineralöle in der Kritik

Mineralöle, Nebenprodukte der Erdölindustrie, geraten immer mehr in den Fokus der Kritiker. Insbesondere für die Hautpflege von Säuglingen sind sie nicht geeignet (im Grunde auch nicht für Erwachsene). Sie haben mit gesunder Hautpflege nichts zu tun, da sie „tote" Produkte sind, die dauerhaft von umwandelnden Lebensprozessen ausgeschlossen sind. Ihnen fehlen z. B. der Sauerstoffanteil und auch die nährenden und pflegenden Bestandteile der natürlichen Pflanzenöle. Sie sind zwar aus vergehendem Pflanzenmaterial im Laufe der Jahrmillionen entstanden, doch stammen sie nicht aus aufbauenden Lebensprozessen in der Pflanze, sondern aus Abbauprozessen, die sich an das Sterben der Pflanze anschließen.

Mineralöle enthalten aromatische Kohlenwasserstoffverbindungen (MOAH), welche laut der Europäischen Behörde für Lebensmittelsicherheit (EFSA) zumindest im Verdacht stehen, Krebsauslöser zu sein. Man nimmt an, dass sie erbgutverändernde und krebserregende Komponenten enthalten. Produkte mit Vaseline beispielsweise gehören keinesfalls an den Mund und auch nicht an die Brustwarzen, wie von stillenden Müttern häufig praktiziert. Ebenso darf rissige Haut und beispielsweise durch Neurodermitis geschädigte Haut nicht mit solchen Mineralölprodukten „gepflegt" werden. Produkte, die Mineralöle enthalten, sind mit folgende Begriffen gekennzeichnet: Paraffinum liquidum, Paraffin, Cera Microcristallina, Petrolatum.

Wir sollten unsere Kinder nicht unnötig mit solchen potenziell belastenden Stoffen umgeben. Die Umwelt bietet genügend Herausforderungen, die ein junges Wesen erst einmal zu verarbeiten lernen muss. Darum empfehlen wir in diesem Buch ausschließlich hochwertige pflanzliche Öle zur Verdünnung.

Native (kalt gepresste) Pflanzenöle halten maximal ein Jahr, kosten je nach Anbieter ein Vielfaches und die jeweiligen Pflanzen sollten aus kontrolliert biologischem Anbau (kbA) stammen.

Begleitung von Kindern mit besonderen Bedürfnissen

Sollte ihr Kind auf besondere Förderung angewiesen sein, können Sie als Eltern und Betreuer am besten beurteilen, welche Naturdüfte besonders gut ankommen. Insbesondere kleine Menschen, die sich noch nicht oder grundsätzlich nicht sprachlich ausdrücken können, werden die „Kommunikation mit der Nase“ dankbar annehmen. Ob beduftete Kuscheltücher, Inhalierstifte mit dem Lieblingsduft, gefilzte Wesen, die nach Blume, Wald oder Frucht duften: Sie können helfen, an der „normalen“ Welt teilzunehmen. Auch Spiele mit Duftknete oder dem Duftmemory (S. 132) sind für Menschen mit speziellen Bedürfnissen geeignet.

Kinder, die zu Krämpfen neigen oder gar an epileptischen Krankheiten leiden, sollten zunächst ausschließlich von gut geschulten Aromatherapie-ExpertInnen an ätherische Öle herangeführt werden. Man beginnt mit hoch verdünnten Zitrusdüften und je nach Verträglichkeit werden anschließend beispielsweise nichtreizende Holzöle, Manukaöl, Kamillenöle und Rosenöl ausprobiert. Es sollten keine Öle, die neurotonisch wirken (S. 14), verwendet werden.

Akzeptieren Sie, wenn ihr Kind bestimmte Gerüche nicht mag! Vielleicht tut ihm oder ihr „nur“ eine sanfte Streichung mit Mandelöl an den Füßen oder auf dem Rücken gut. Oder es bevorzugt Düfte, die nicht die Haut berühren, sondern bei Übersättigung wie ein Dufttüchlein weggelegt werden können. Probieren Sie aus, wie Sie Ihrem schutzbedürftigen Wesen mithilfe von Düften die Welt zugänglich machen können.

Haltbarkeit von Ölmischungen

Ätherische Öle, die in Jojoba- oder Olivenöl verdünnt werden, bleiben erfahrungsgemäß länger oxidationsstabil als unverdünnte ätherische Öle. Sie sollten jedoch innerhalb eines Jahres aufgebraucht werden und nicht über 20 °C gelagert werden. Die Haltbarkeit von Mischungen in anderen Ölen richtet sich einerseits nach der Stabilität des jeweiligen Basis-Pflanzenöles, sind also oft bis zu einem halben Jahr unbedenklich auf der zarten Kinderhaut anzuwenden. Feinst verteilte Öle wie in der Kugel eines Roll-ons können bereits nach wenigen Wochen ranzig sein. Darum stellen wir Roll-ons nur mit Jojobaöl her, welches ein Wachs ist und darum nicht ranzig wird.

Döschen, Fläschchen & Co

In einer Familie mit Kindern sollte die Zubereitung von Mischungen unkompliziert sein, jedoch ohne dass die Hygiene darunter leidet. Sammeln Sie intakte Schraubgläser von Marmeladen oder Brotaufstrichen und reinigen Sie diese in der Spülmaschine. Auch gläserne Tiegel von Cremes und Deos können wiederverwendet werden. Vor dem Gebrauch sollten Sie recycelte Gefäße mit Alkohol reinigen. Dazu eignet sich Wodka oder Weizenkorn.

Zum Rühren benötigt man Metalllöffel oder Glasstäbe. Sprühflaschen, kleinere Flaschen, Roll-ons und Messbecher bekommen Sie in Apotheken oder auch im Online Handel (Bezugsquellen S. 139). Am besten besorgen Sie sich auch einige Spatel. Damit können Sie die jeweils benötigte Portion Creme oder Fluid hygienisch einwandfrei aus dem Tiegel entnehmen – vorausgesetzt natürlich, Sie waschen den Spatel nach jedem Gebrauch und trocknen ihn sorgfältig. Nehmen Sie Creme und Co. dagegen mit den Fingern aus dem Tiegel, werden Sie immer ein paar Keime hineintragen. Das geht auf Kosten der Haltbarkeit. Besonders bei Rezepturen, die Aloe-Vera-Gel verwenden, ist die Entnahme mit dem Spatel wichtig – diese Art der Creme verkeimt besonders schnell.

Sammeln Sie außerdem Stoffwindeln, Bettlaken, Hand- oder Geschirrtücher, die nicht mehr gebraucht werden, daraus lassen sich wunderbar Kompressen in allen Größen zurechtschneiden.

Neben ätherischen Ölen, den fetten Pflanzenölen und Hydrolaten (ab S. 21) benötigt man für manche Rezepturen noch Salz, Zucker, Honig, Sahne und Wodka (oder Korn).

HYGIENE FÜR UNTERWEGS

Kleine rechteckige Baumwolltücher sollten Sie immer vorrätig haben. Bei Reinigungsbedarf mit Hydrolat besprühen und damit Gesicht, Hände oder Windelbereich reinigen. Die Tücher sind pH- und umweltfreundlich.

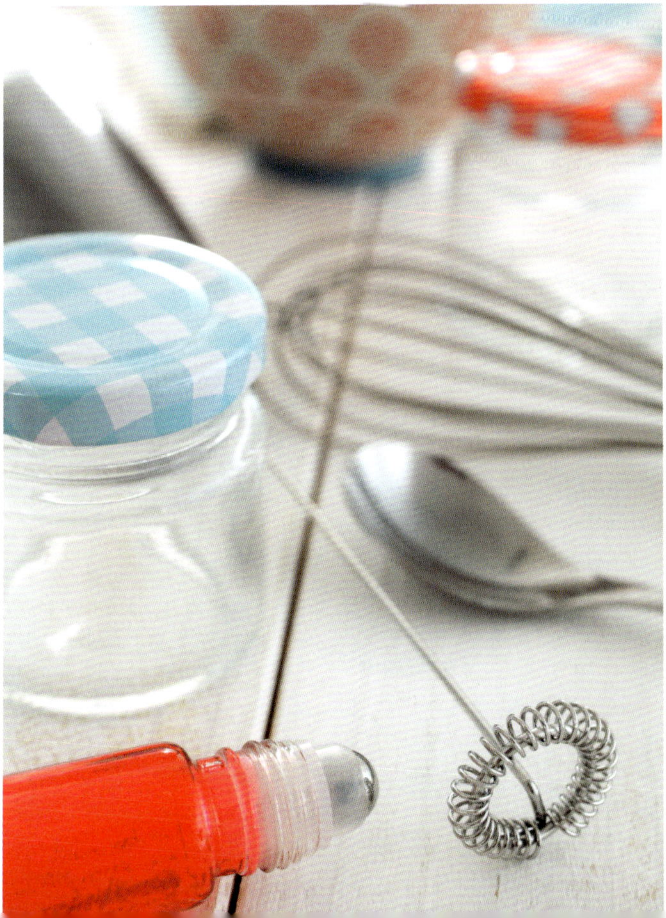

Wenn sauber gearbeitet wird, ist die Herstellung von hilfreichen Mischungen ein Kinderspiel.

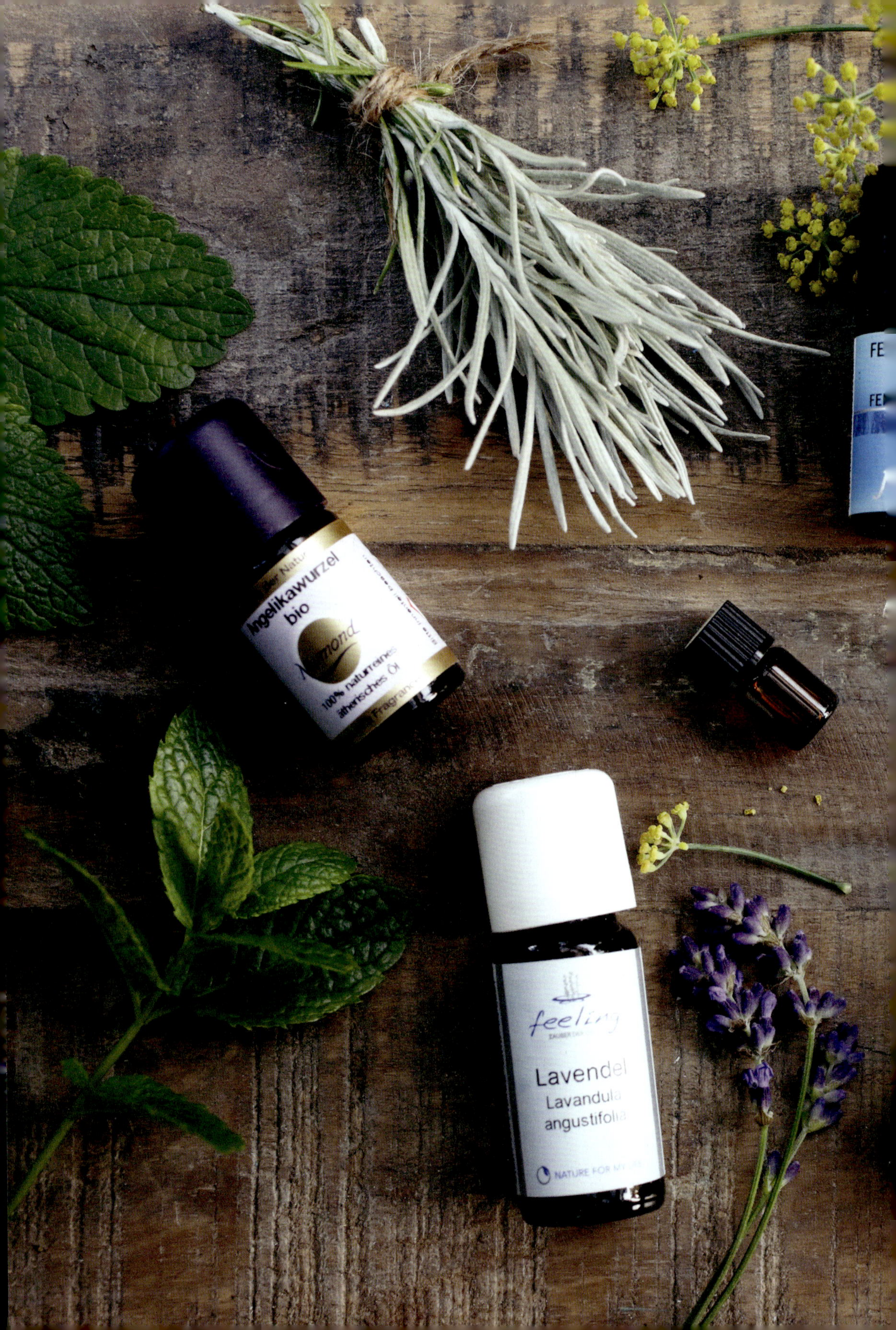
bio
100% naturreines
ätherisches Öl
Lavendel
Lavandula
angustifolia

Die wichtigsten ätherischen Öle – und weitere Zutaten

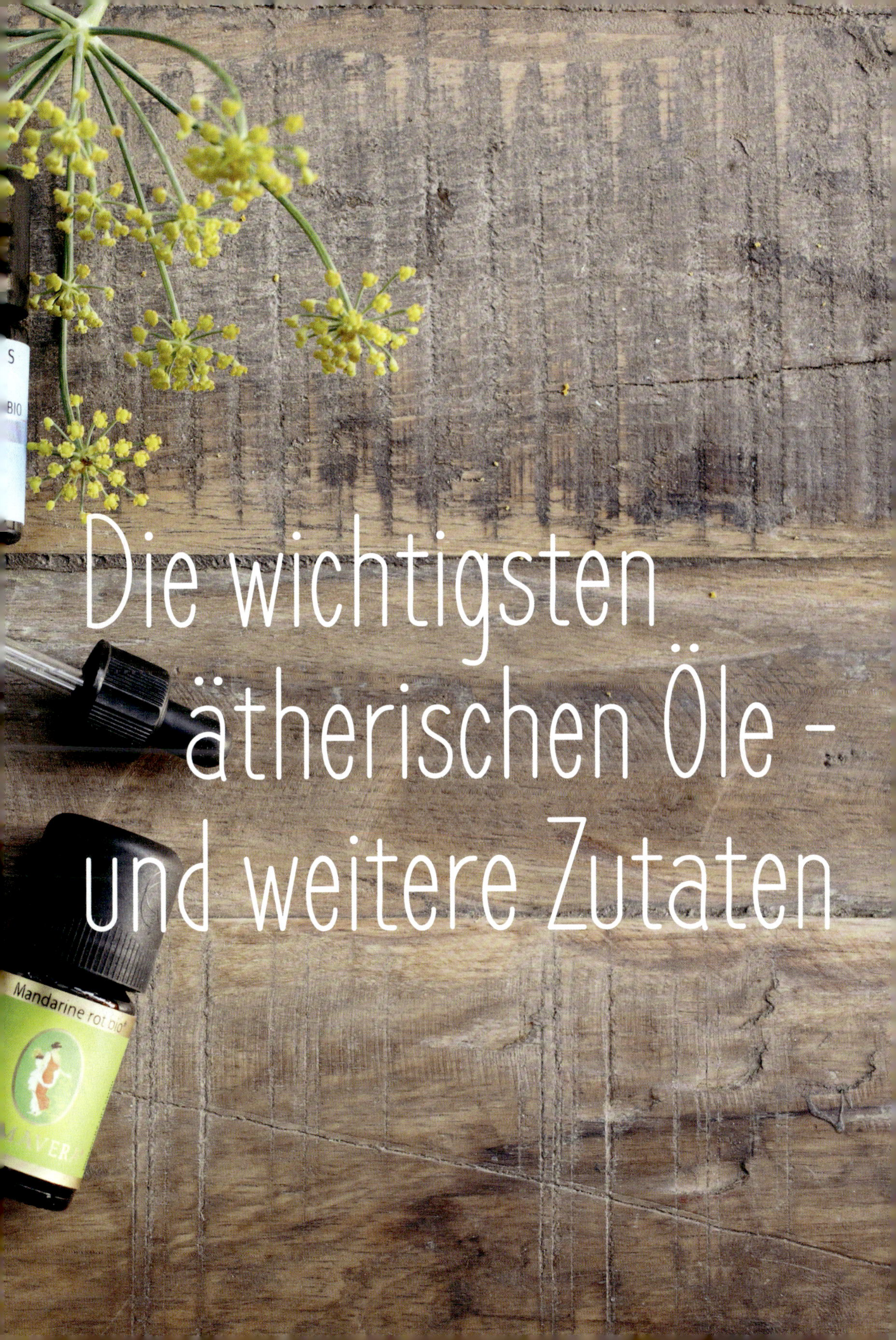

Angelikawurzel

Angelica archangelica

Das Engelskraut

Früher nannten die Menschen diese auffällige, hochwachsende und doch filigrane Pflanze auch Engelwurz – ist das nicht ein schöner Name? Leider haben viele Menschen heutzutage vergessen, wie wertvoll sie ist.

Die Legende sagt, dass im Mittelalter, als die hoch ansteckende Pest unzählige Menschen tötete, niemand auch nur den kleinsten Rat wusste, wie man vorsorgen, helfen und heilen sollte. Da zeigte ein Erzengel einem Mann die Angelikawurzel im Wald und sagte ihm, dass sie das perfekte Heilkraut für diese und für viele andere Krankheiten der Menschen sei. So wurde die Angelikawurzel zur Retterin in größter Not. Auch der Heiler Paracelsus lobte die einheimische, an vielen Stellen wachsende Pflanze, die an den Fenchel erinnert, als beste Arznei bei (inneren) Krankheiten. Das ätherische Öl aus den Wurzeln duftet krautig herb, es wirkt aufbauend und stärkend.

Wirkt bei Kindern: seelisch stabilisierend, z. B. bei Mutlosigkeit, immunmodulierend, sanft entkrampfend, schleimlösend, beruhigend

Hilft Ihrem Kind:

- wenn es erkältet ist, hustet und die Nase verstopft ist
- bei Bauchschmerzen
- wenn es eine schwierige Aufgabe vor sich hat und den Mut verliert
- wenn es schlecht einschlafen kann

Bitte beachten: Kann die Lichtempfindlichkeit der Haut erhöhen, daher sollte nach der Anwendung auf der Haut direkte Sonneneinstrahlung vermieden werden.

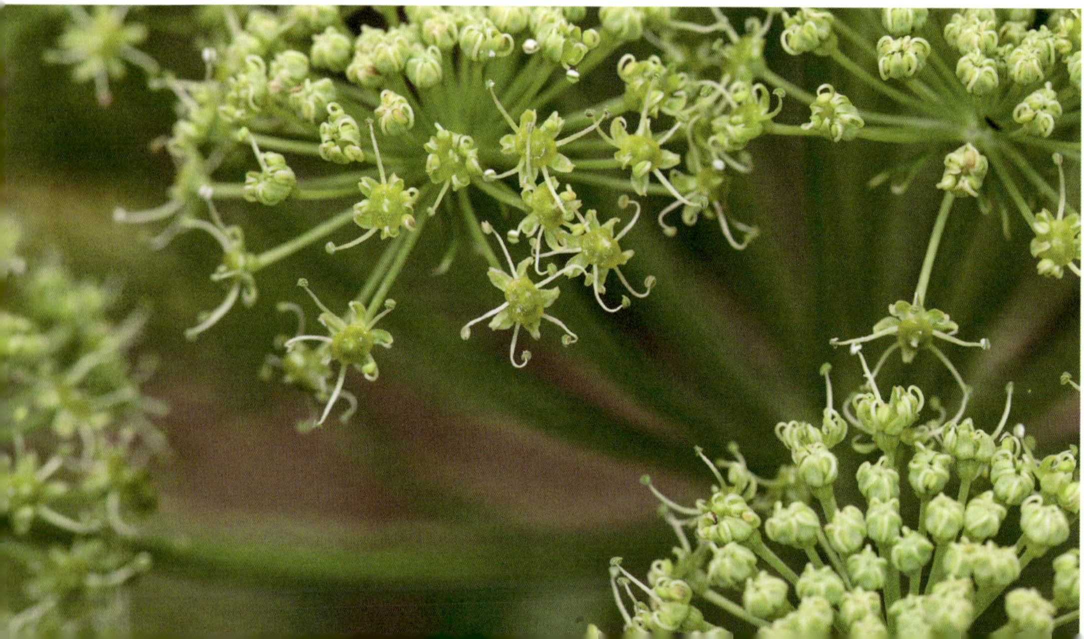

Atlaszeder

Cedrus atlantica

Das Stark-wie-ein-Baum-Öl

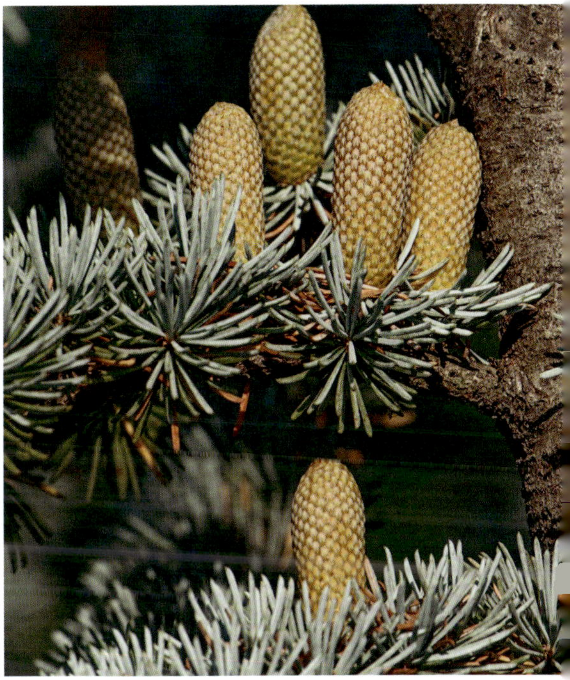

Die mächtige Zeder könnte man als Baum der Zuversicht, der Kraft, des Mutes und der Stärke bezeichnen, da sie es gewohnt ist, auch den stärksten Stürmen standzuhalten. Einst wuchs sie in großen Zedernwäldern, doch ihr Holz fiel den Menschen zum Opfer; sie fällten unzählige Bäume, um Tempel, Paläste und Schiffe zu bauen. Heute kommt das ätherische Öl vor allem aus einem der größten Atlaszederngebiete in Marokko und aus dem nördlichen Indien, Tibet und Pakistan.

Das Öl, das aus dem Holz des Stammes gewonnen wird, duftet warm und sehr intensiv. Motten, Läuse und anderes Ungeziefer mögen es gar nicht. Zedernöl kann gut zu „Anti-Läuse-Shampoos" gegeben werden.

Ideal wirkt es bei Kindern, die ihren Platz noch nicht gefunden haben und sich nicht behaupten konnen. Auch wenn Ihr Kind in der Schule gemobbt wird, kann es das Selbstwertgefühl stärken helfen. Es unterstützt bei der Regulierung eines zu Allergien neigenden und überschießenden Immunsystems und gibt Kraft nach schweren Krankheiten.

Wirkt bei Kindern: entzündungshemmend, juckreizstillend, antiallergisch, hautpflegend, schleimlösend, entkrampfend auf die Muskulatur der Bronchien, gegen Parasiten (z. B. Läuse), seelisch stabilisierend und stärkend, angstlösend

Hilft Ihrem Kind:
- ☺ bei Heimweh
- ☺ bei mangelndem Selbstbewusstsein und Trennungsängsten
- ☺ wenn es nach einem Verlust trauert
- ☺ bei juckender Haut
- ☺ bei allergischem Schnupfen
- ☺ bei nächtlichem Reizhusten
- ☺ gegen Kopfläuse

⊕ Bitte beachten: Achten Sie beim Kauf auf die genaue botanische Bezeichnung auf der Flasche, da auch manche Juniperus-Arten (z. B. die Virginiazeder) als Zedernöl bezeichnet werden, jedoch eine völlig andere Wirkung aufweisen können.

Alternativ: Himalayazeder (*Cedrus deodara*)

Benzoe Siam

Styrax tonkinensis

Die Kuscheldecke

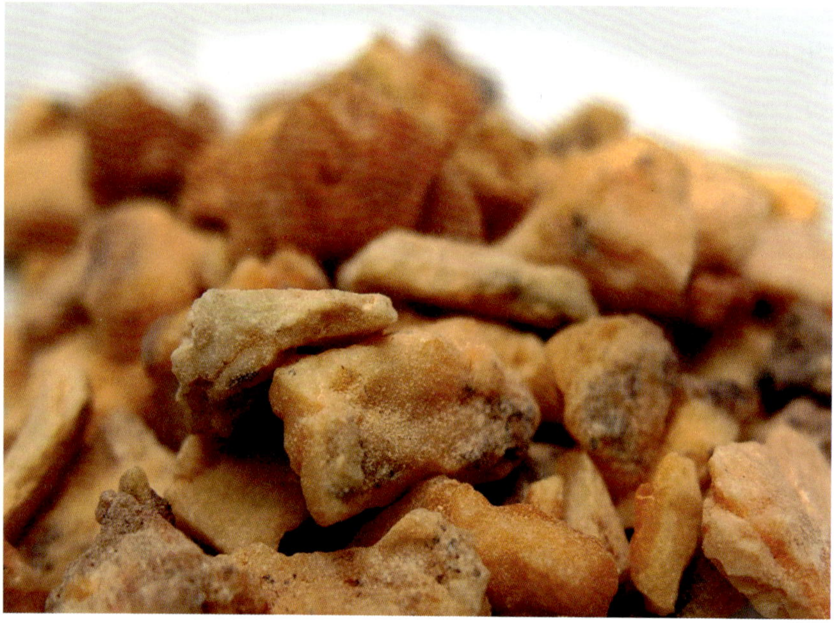

Dieses wunderbar nach Vanille duftende Harz stammt von einem tropischen Baum in Südostasien. Die beste Qualität stammt aus Thailand, darum wird immer noch der alte Name des Königreichs Siam im Namenszusatz angegeben. Das sehr klebrige Benzoe Siam wird meistens als sogenanntes Resinoid angeboten, also in Trinkalkohol (Ethanol) verdünnt. Es ist ein wundervoll duftender Seelentröster in Körperölen und Balsamen. Der süße Duft von Benzoe Siam lädt zum Wohlfühlen und Kuscheln – nicht nur auf der seelischen Ebene, sondern auch als „Streichelöl" für die strapazierte Haut – ein. Besonders bei Windeldermatitis und trockener aufgesprungener Haut, z. B. am Ellenbogen oder an der Schnupfennase, ist Benzoe Siam ein wertvolles Pflegeöl. Zusätzlich wirkt es wohltuend und mild auf die Atemwege und erleichtert das Abhusten.

Wirkt bei Kindern: einhüllend, angstlösend, wundheilend, entkrampfend, entspannend, entzündungshemmend, mild schleimlösend

Hilft Ihrem Kind:

- ☺ wenn es sich traurig fühlt
- ☺ wenn es Heimweh hat und sich alleine vorkommt
- ☺ bei trockenem (nächtlichem) Reizhusten
- ☺ bei gereizter und geröteter Haut im Windelbereich
- ☺ bei trockener und spröder Haut
- ☺ bei Akne und Unreinheiten während der Pubertät

Bergamottminze

Mentha x citrata

Die Kinderminze

Das ätherische Öl der Bergamottminze riecht wunderbar fruchtig-frisch und erinnert an den Duft der Bergamotte, einer fein duftenden, zitronenähnlichen Frucht. Fast könnte man glauben, die Minze wurde von der Bergamotte geküsst. Ein wenig erinnert der Duft sogar an Kölnisch Wasser.

Die Bergamottminze ist im Gegensatz zu ihrer großen Schwester, der Pfefferminze, auch schon für Kinder unter sechs Jahren gut geeignet. Da sie so sanft wie Lavendel ist, nennt man sie auch „den Lavendel unter den Minzen".

Das ätherische Öl der Bergamottminze duftet ganz mild, ist also auch für empfindlichste Menschen geeignet. Es lässt sich ähnlich vielseitig einsetzen wie Lavendel- oder Teebaumöl. Es wirkt sanft entkrampfend und stimmungsaufhellend und kann bei etlichen Infektionen, vor allem der Atemwege und der Haut, helfen, denn seine Zusammensetzung ähnelt dem Teebaumöl. Durch den recht hohen Anteil an Estern – das sind entkrampfend wirksame Moleküle – wirkt es sowohl körperlich als auch seelisch entkrampfend. Als „Hausaufgaben-Duft" kann es Ihr Kind unterstützen, sich besser zu konzentrieren und sich Dinge leichter zu merken.

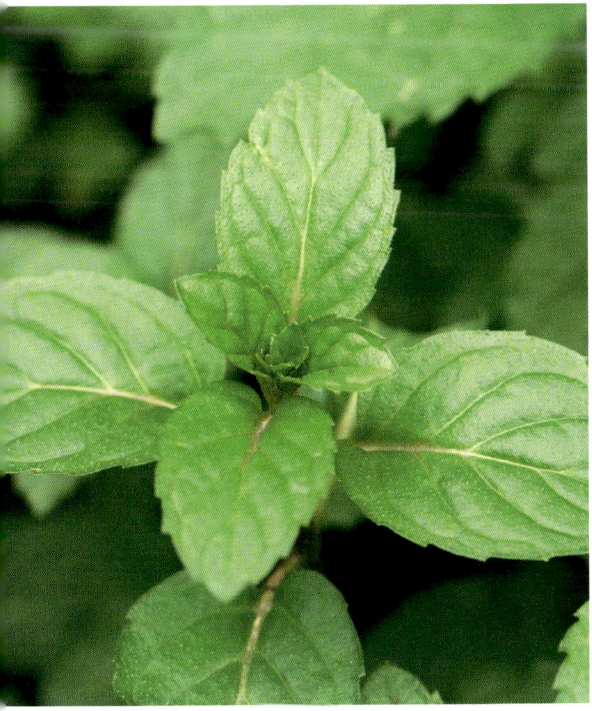

Wirkt bei Kindern: beruhigend, angstlösend, schlaffördernd, konzentrationsfördernd, antiviral, antibakteriell, fiebersenkend, hautpflegend und krampflösend

Hilft Ihrem Kind:

- ☺ wenn es sich bei den Hausaufgaben nicht konzentrieren kann
- ☺ wenn es Fieber hat
- ☺ bei Infektionen: von Erkältungen bis zu Windpocken
- ☺ bei Ängsten
- ☺ bei Schulkopfschmerzen
- ☺ bei Blasenentzündung

⊕ **Bitte beachten:** Das Öl der Bergamottminze enthält, im Gegensatz zum Pfefferminzöl (*Mentha piperita*), kein Menthol. Somit ist es auch schon für Kinder unter sechs Jahren bestens geeignet.

Cajeput

Melaleuca leucadendron var. cajuputi

Pfeifenputzer für die Ohren

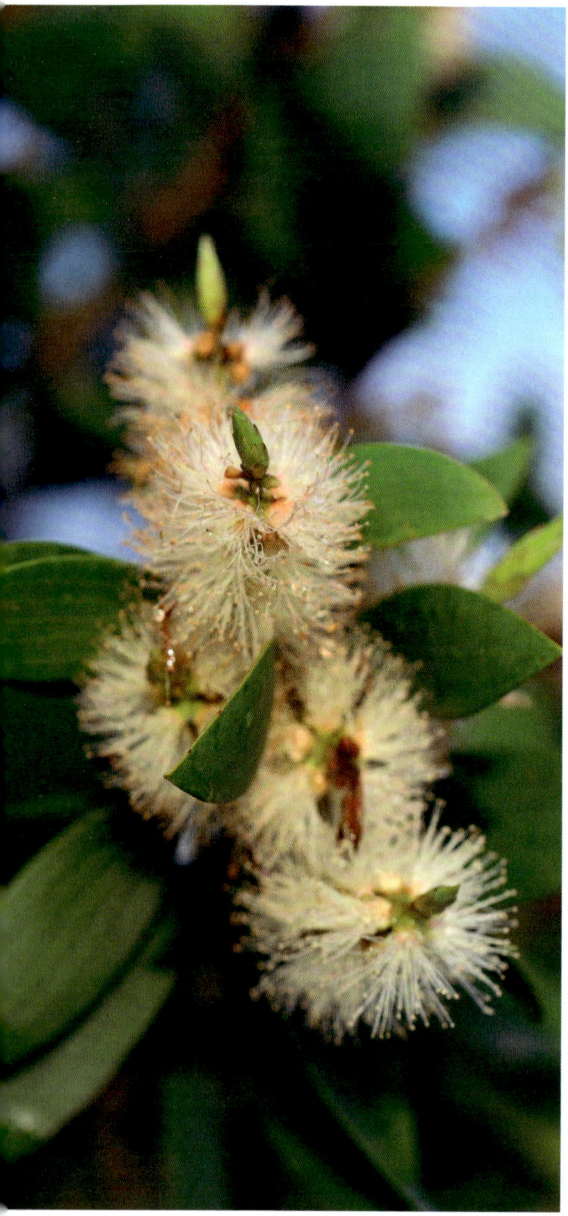

Cajeput gehört wie Teebaum und Eukalyptus zur Familie der Myrtengewächse. Sein Name bedeutet so viel wie „weißes Holz", da die papierartige Borke des Stammes fast weiß ist. Das Öl aus den Blättern duftet eukalyptusartig und lässt bereits beim ersten Schnuppern seinen Einsatz bei Erkältungskrankheiten vermuten. Die cremefarbenen Blüten ähneln einer Flaschenbürste oder einem Pfeifenputzer. Aufgrund seiner Zusammensetzung ist das ätherische Öl auch schon für Kinder ab drei Jahren bestens geeignet. Es zählt zu den Erste-Hilfe-Ölen bei Ohrenschmerzen, Husten und Schnupfen.

Da Cajeputöl ausgezeichnet bei Schmerzen helfen kann, wirken Einreibemischungen bei Heranwachsenden mit Wachstumsschmerzen stark lindernd.

Wirkt bei Kindern: stark antibakteriell, antiviral, schmerzlindernd, schleimlösend, fiebersenkend und abwehrsteigernd

Hilft Ihrem Kind:

- ☺ bei Husten und Schnupfen
- ☺ bei Fieber
- ☺ bei Ohrenschmerzen
- ☺ bei Wachstumsschmerzen
- ☺ wenn die Muskeln nach dem Sport schmerzen

Cistrose

Cistus ladanifer

Das Duftpflaster

Die Heimat der Cistrosen ist Griechenland. Einer Sage nach mussten die Götter entscheiden, welche Pflanze die Menschen heilen und pflegen sollte, und sie entschieden sich für die Cistrose.

Die Cistrose ist nicht mit der Rose verwandt, sie gehört vielmehr zur Familie der Cistusgewächse. Allerdings ähneln die Blüten denen der Heckenrose durchaus, allerdings sind ihre fünf hauchfeinen, cremeweißen Blütenblättchen stark zerknittert und jeweils mit einem tief dunkelroten Fleck ausgestattet. Das ätherische Öl aus den klebrigen Zweigen duftet harzig, warm und herb.

Das ätherische Öl wird gerne als „Duftpflaster" bezeichnet, da es bei Wunden die Blutung rasch stillt und die Verletzung zusehends verheilt. Es wirkt zudem stark antiviral und kann bei Windpocken, Röteln und Keuchhusten unterstützend angewendet werden.

Auch juckende und „zerknitterte" Haut findet schnell Linderung, wenn Cistrosenöl in Mischungen verwendet wird.

Wirkt bei Kindern: blutstillend, entzündungshemmend, sehr hautpflegend, stark antiviral und ausgleichend

Hilft Ihrem Kind:
- ☺ wenn die Haut juckt und spannt, auch bei Neurodermitis und Schuppenflechte
- ☺ bei Blutergüssen
- ☺ bei Verletzungen, z. B. Schnitt- und Schürfwunden
- ☺ bei Nasenbluten
- ☺ bei Keuchhusten

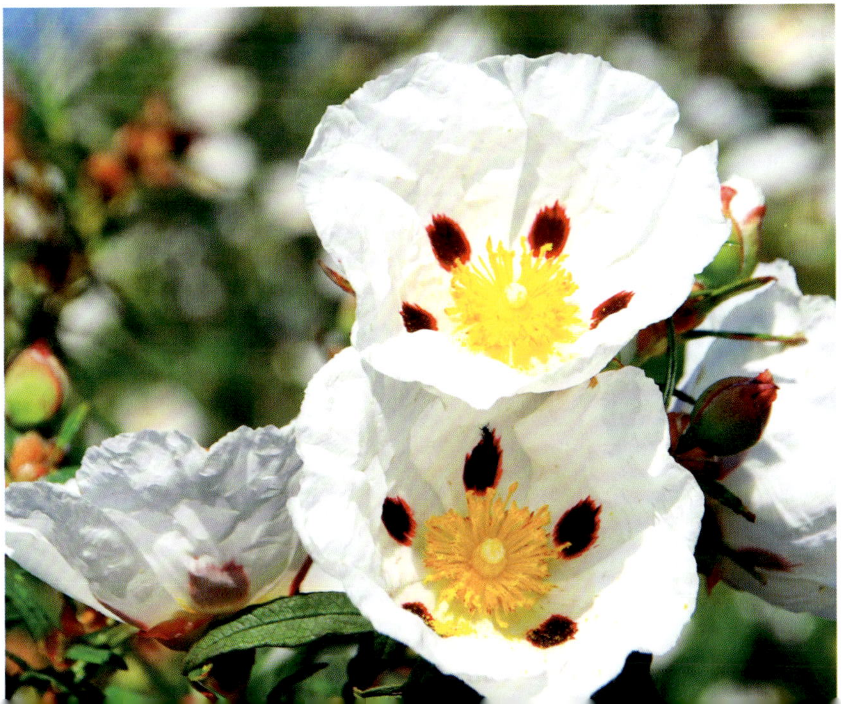

Fenchel süß

Foeniculum vulgare

Das Bauchwunder

Fast jeder kennt den süß-würzigen Duft des Fenchels, schon im Babyalter wird er als Tee bei Blähungen und Unruhe verabreicht. Ähnlich wie die Kamille ist Fenchel ein Heilkraut, welches bereits in der Antike zu den bedeutenden Heilpflanzen gehörte. Im antiken Griechenland empfahl man stillenden Frauen, Fencheltee für die Milchbildung zu trinken.

Die ganze Pflanze findet Verwendung: Die Knolle wird als Gemüse gegessen, das Kraut zum Würzen von Speisen genutzt, die samenähnlichen Früchte werden als Tee zubereitet und auch für die Gewinnung des ätherischen Öls gebraucht. Das Öl hilft bei allen Beschwerden rund um den Bauch und wird in Bauchmassageölen seine Wirkung nicht verfehlen. Auch bei „seelischem Bauchweh" hilft es zu entspannen und Erlebnisse leichter zu „verdauen". In Einreibungsmischungen bei Husten hilft Fenchelöl, den Schleim zu lösen, und erleichtert anschließend das Abhusten.

Wirkt bei Kindern: entkrampfend, mild schleimlösend, schmerzstillend, beruhigend

Hilft Ihrem Kind:

- ☺ wenn es Bauchschmerzen hat (auch seelisch bedingt)
- ☺ bei Verdauungsbeschwerden
- ☺ wenn es hustet und der Schleim sich nicht löst
- ☺ bei Schulstress
- ☺ bei Menstruationsbeschwerden

Alternativ: Anis, Cardamom, Kreuzkümmel

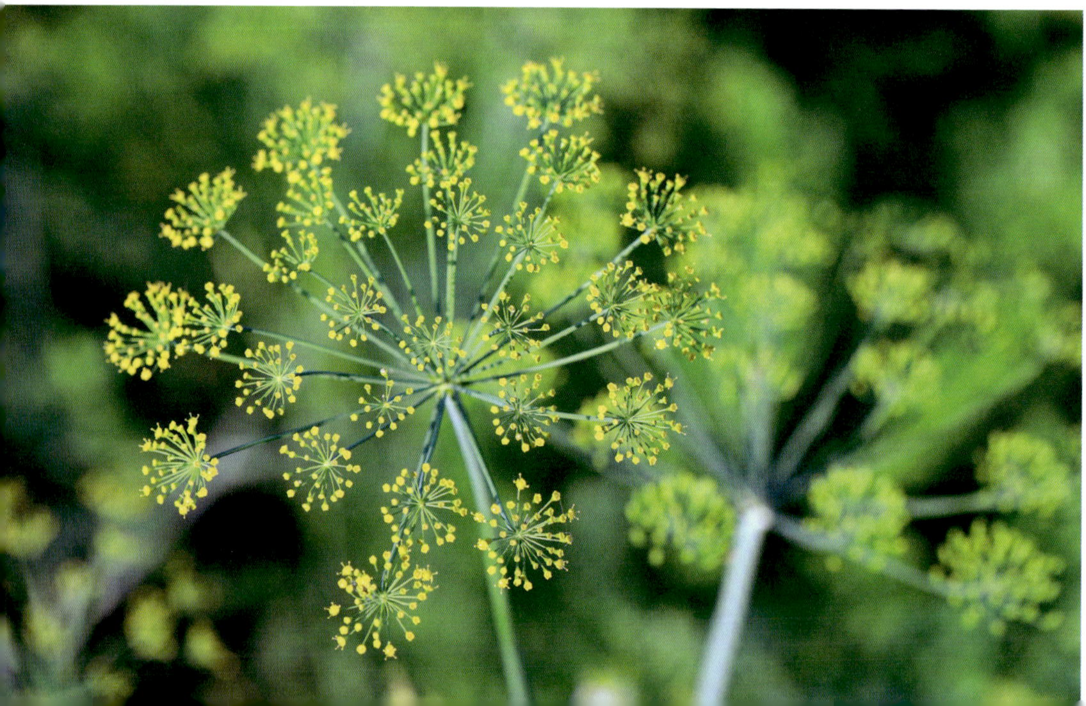

Fichtennadel

Picea obovata

Die Waldluft

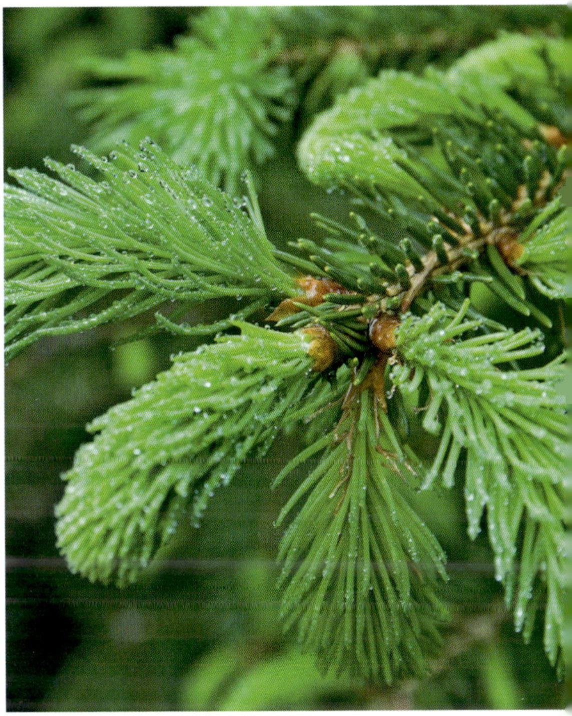

Das ätherische Öl der Fichtennadeln enthält einen erheblichen Anteil beruhigender und entspannend wirksamer Ester. Es ist ein wunderbar sanftes und hautverträgliches Öl für Jung und Alt. Gerade für Kinder ist dieses Öl in Erkältungszeiten eine milde Alternative zu den starken Erkältungsölen, welche aufgrund ihrer Inhaltsstoffe oft nicht für kleine Menschen geeignet sind. Der frische, waldige Duft hilft beim Durchatmen, löst stressbedingte Anspannungen, macht den Kopf klar und frei. In Klassenräumen unterstützt er die Konzentration und erfrischt die Raumluft, die durch viele unterschiedliche Düfte, wie z. B. von Deos und Weichspüler, manchmal sehr eigenartig riechen kann.

Wirkt bei Kindern: antibakteriell, entzündungshemmend, mild schleimlösend, entkrampfend, stresslösend, beruhigend

Hilft Ihrem Kind:

- bei Erkältungskrankheiten wie Husten und Schnupfen
- bei Bronchitis
- bei Muskelverspannungen
- bei Schulstress
- bei Gruppenarbeiten in der Schule
- wenn es unkonzentriert ist
- wenn es Angst hat

⊕ **Bitte beachten:** Kann bei zu hoher Dosierung und bei Verwendung von altem (oxidiertem) ätherischen Öl, insbesondere im warmen Badewasser, die Haut reizen.

Ho-Blätter

Cinnamomum camphora CT Linalool

Der kleine Doktor

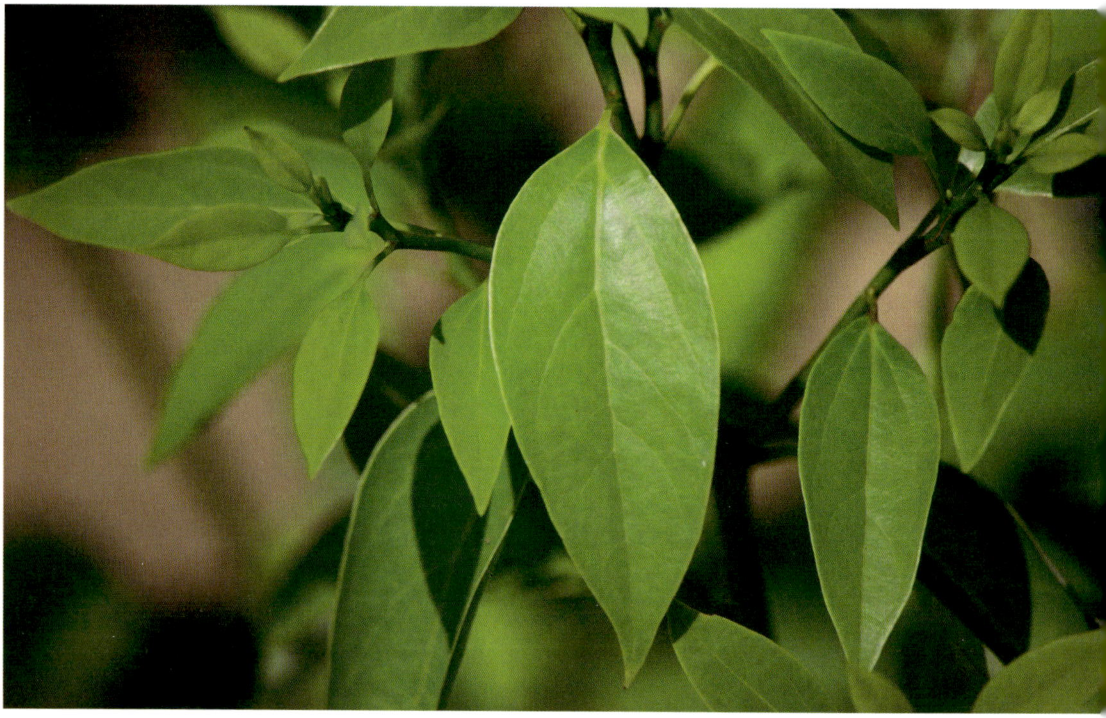

In ihrer Heimat China und Japan werden aus dem Holz dieser riesigen Kampferbäume wertvolle Kästchen und Möbel hergestellt. Die Blätter können je nach Wuchsbedingungen unterschiedliche chemische Schwerpunkte bzw. Gerüche ausbilden: CT Kampfer und CT Cineol, Ho-Blätter-Öl stammt vom Kampferbaum mit dem kinderfreundlichen Chemotyp Linalool. Das ätherische Öl der Ho-Blätter wird als Ersatz für das seltene Rosenholz verwendet. Sein feiner, fast rosiger Duft beruhigt und pflegt die Haut. Außerdem ist es ein ausgezeichnetes ätherisches Öl in Erkältungszeiten, es unterstützt das Immunsystem.

Wirkt bei Kindern: stark antibakteriell, stark antiviral, stark pilzhemmend

Hilft Ihrem Kind:

- ☺ wenn es erkältet ist
- ☺ bei Stress
- ☺ bei Ängsten und Unruhe
- ☺ bei viralen Infekten
- ☺ bei Fuß- und Hautpilz

Immortelle

Helichrysum italicum

Der Supermann

Der botanische Name der Immortelle (die Unsterbliche) bedeutet so viel wie „Sonnengold" (Helios: Sonne, Chrysum: Gold). Wenn man die kleinen gelben Blüten trocknet, verlieren sie kaum Farbe und bleiben sogar im Winter schön, deshalb werden sie gerne in Trockengestecken und als Farbtupfer in Kräutertee-Mischungen benutzt. Das würzig und schwer duftende ätherische Öl der Immortelle könnte man auch den „Supermann der Aromatherapie" nennen, denn es hat sich bei der Behandlung von blauen Flecken, Stößen und Verletzungen sehr bewährt. Mit Unterstützung von Lavendelöl bildet es ein fast unschlagbares Team. Auch bei tiefer Traurigkeit kann es mithilfe von Mandarine rot und Kamille römisch in einer tröstlichen Mischung im Roll-on eine gute Hilfe sein. Da das ätherische Öl inzwischen sehr hochpreisig ist, kann das mindestens genau so intensiv wirkende Immortellenhydrolat verwendet werden.

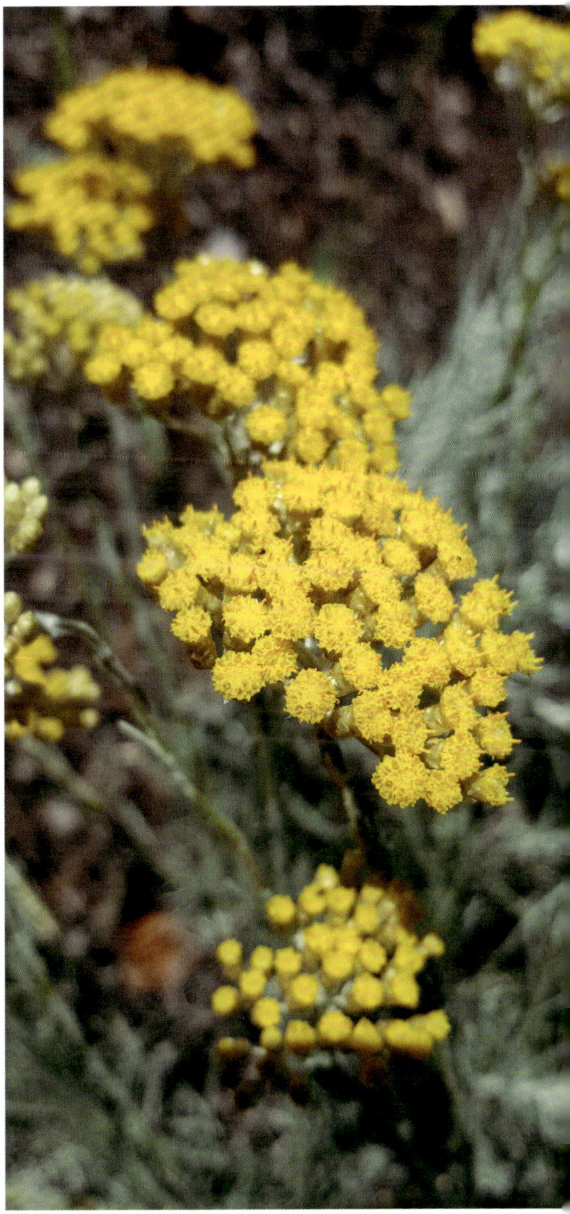

Wirkt bei Kindern: Blutergüsse auflösend, entzündungshemmend, wundheilend, hautpflegend, schleimlösend, beruhigend

Hilft Ihrem Kind:

- ☺ wenn die Haut juckt und spannt
- ☺ bei Blutergüssen
- ☺ bei Keuchhusten
- ☺ bei kleineren Schürfwunden und Verletzungen
- ☺ bei seelischen Traumata
- ☺ bei Prellungen und Schwellungen

Kamille deutsch

Matricaria recutita

Balsam für die Haut

Die deutsche Kamille gehört zu den bekanntesten Heilpflanzen. Ihr Tee wird traditionell bei vielen Bauchbeschwerden verabreicht und erinnert uns auch im erwachsenen Alter noch an überstandene Magen-Darm-Infekte. Der botanische Name Matricaria leitet sich von Mater und Matrix ab, was so viel wie „Gebärmutter" bedeutet. Kamille deutsch ist ein typisches Kinderöl, wenn es um Beruhigung des Bauches oder um Zahnungsschmerzen geht.

Das krautig duftende ätherische Öl erhält seine fast tintenblaue Farbe durch das wundheilende Chamazulen, welches erst bei der Destillation der hübschen Blüten entsteht. Somit ist es ein hervorragendes Öl für die wunde Haut. Beim Kauf dieses Öles sollte unbedingt auf eine hervorragende Qualität geachtet werden, da es sonst durch Verunreinigungen mit allergieauslösenden wilden Kamillen zu Hautreaktionen kommen kann.

Wirkt bei Kindern: entzündungshemmend, entkrampfend, wundheilend, hautpflegend, beruhigend

Hilft Ihrem Kind:

- ☺ wenn es Bauchschmerzen hat
- ☺ bei Pubertätsakne
- ☺ bei Allergien
- ☺ bei einer Blasenentzündung
- ☺ bei Entzündungen der Haut
- ☺ bei der Pflege von Narben
- ☺ bei seelischen „Achterbahnen" während des Zahnens

⊕ **Bitte beachten:** Menschen mit einer Allergie gegen Korbblütengewächse sollten auf das Öl der deutschen Kamille verzichten.

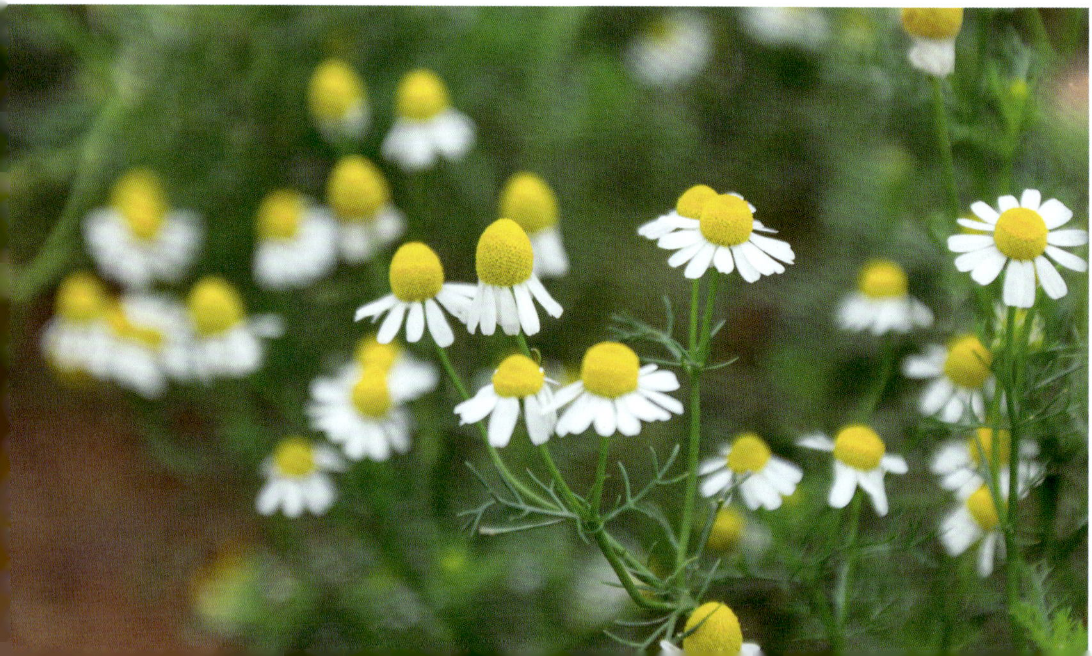

Kamille römisch

Chamaemelum nobile

Balsam für die Seele

Die fein duftenden weißen Blüten der römischen Kamille unterscheiden sich nicht nur optisch von der deutschen Kamille, auch ihr Duft ist süßlicher und erinnert etwas an einen überreifen Apfel. Römische Kamille wird im Garten oft als Duftrasen verwendet, sie ist überaus robust und entwickelt ihren schönen Duft erst durch intensive Berührung. Laufen Sie ruhig barfuß darüber!

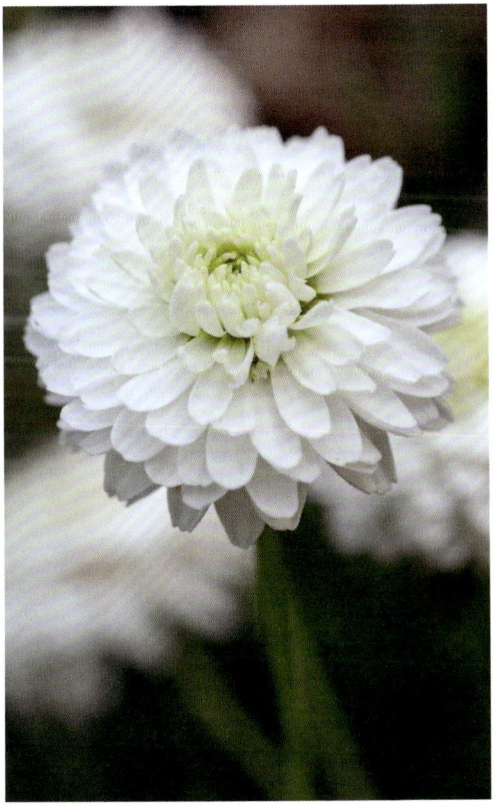

Obwohl das ätherische Öl ähnlich verwendet wird wie das von Kamille deutsch, wirkt es doch eher auf der seelischen Ebene. Der sehr hohe Anteil an Estern macht es zu einem besonders entspannend wirkenden Duft, der mit seinen angstlösenden Eigenschaften eine hervorragende Hilfe für verängstigte Kinder ist. Auch kleine Menschen, die mit den tagtäglichen Reizüberflutungen zu kämpfen haben, finden am Abend schnell zur Ruhe – wovon auch gestresste Eltern profitieren können.

Wirkt bei Kindern: krampflösend und schmerzlindernd, stark beruhigend, stressmildernd, entzündungshemmend, hautpflegend

Hilft Ihrem Kind:

- bei der Pflege von empfindlicher Haut
- bei „seelischen Bauchschmerzen"
- wenn es wütend ist
- wenn der Schulstress belastet
- bei Reizüberflutung und anschließender Unruhe
- bei Angst
- wenn es keinen Schlaf findet

⊕ Bitte beachten: Menschen mit einer Allergie gegen Korbblütengewächse sollten auf das Öl der römischen Kamille verzichten.

Karottensamen

Daucus carota

Das Schutzmäntelchen

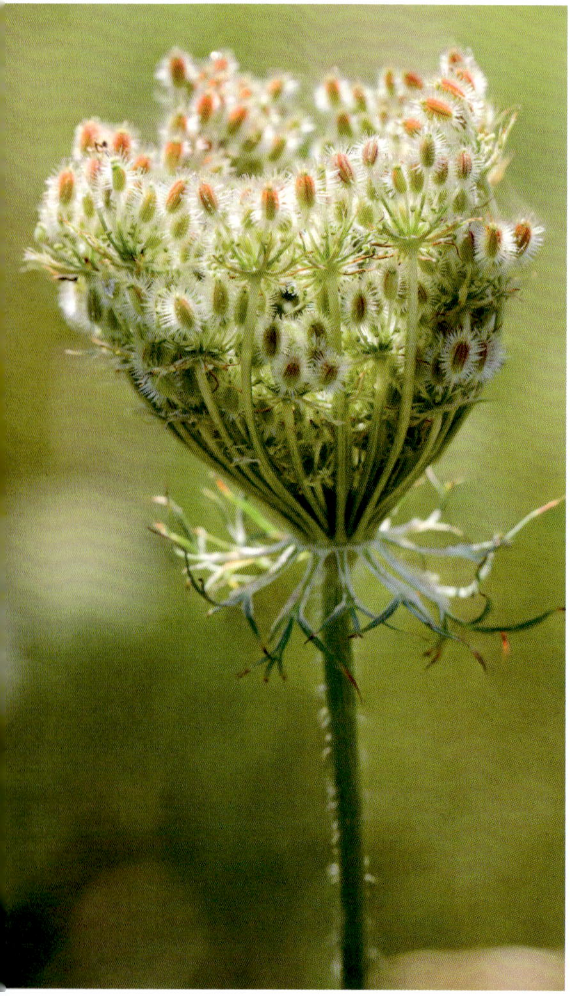

Fast jeder Mensch, ob groß oder klein, kennt sie – die wilde Karotte. Sie ist sozusagen die Großmutter der Karotten, die man als Gemüse isst. Sie wächst auf Wiesen und Feldern und manchmal so üppig, dass wir sie schon gar nicht mehr wahrnehmen. Im Laufe des Sommers verändert sie ihr Aussehen: In der Mitte des Sommers erkennt man ganz deutlich einen dunkelroten Punkt in den Blüten, am Sommerende schließt sie ihre Blüten wie einen Sonnenschirm. In dem so entstandenen „Nest" können die Samen heranreifen, damit es wieder viele kleine Karottenpflanzen im nächsten Jahr gibt. Aus diesen unscheinbaren Samen wird ein stark hautpflegendes ätherisches Öl gewonnen, das sehr erdig-krautig duftet. Es ist ein wertvoller Helfer bei juckender Haut oder wenn das Bäuchlein Ihres Kindes zwickt. Auch die kleinen Sorgen- oder Lachfältchen von Müttern und Vätern können mit diesem ätherischen Öl gepflegt werden.

Wirkt bei Kindern: hautpflegend und -schützend, juckreizstillend, entzündungshemmend, psychisch stabilisierend

Hilft Ihrem Kind:

- ☺ wenn die Haut juckt
- ☺ wenn die Haut trocken und schuppig ist
- ☺ bei der Narbenpflege
- ☺ wenn die Haut nach dem Aufenthalt in der Sonne Pflege benötigt

Lavendel fein

Lavandula angustifolia

Der lila Zauberer

Der Name des Lavendels kommt vermutlich von dem lateinischen Begriff lavare, was „waschen" bedeutet. Das ätherische Öl ist fast schon eine kleine Apotheke in sich, man könnte sagen „die Apotheke in einer Flasche". Es ist eines der beliebtesten ätherischen Öle bei Groß und Klein, es gibt inzwischen zahlreiche wissenschaftliche Studien zu den Wirkungen dieses vielseitigen Heilmittels, sogar ein Fertigpräparat in jeder Apotheke. Der Duft des Lavendelöles ist frisch, manchmal etwas blumig. Bei vielen Menschen weckt er Erinnerungen an Großmutters Mottensäckchen und frische Wäsche.

Wirkt bei Kindern: antibakteriell, antiviral, pilzhemmend, fiebersenkend, wundheilend, hautpflegend, schmerzlindernd, entkrampfend, entspannend, beruhigend, angstlösend

Hilft Ihrem Kind:

- bei Husten, Schnupfen und Ohrenschmerzen
- wenn es Fieber hat und sich schlapp und müde fühlt
- bei Wachstumsschmerzen
- bei Einschlafproblemen
- wenn das Bäuchlein verkrampft und angespannt ist
- nach dem Sonnenbad, wenn die Haut spannt und brennt
- bei juckender Haut
- nach Insektenstichen

NICHT VERWECHSELN!
Kaufen Sie nicht aus Versehen den viel billigeren Lavandin oder Speiklavendel. Beide Öle besitzen einen recht hohen Kampferanteil und sind daher nicht für ganz kleine Kinder geeignet; sie machen eher wach und können leicht aufputschend wirken. Nur Lavendel fein ist für beruhigende Mischungen geeignet.

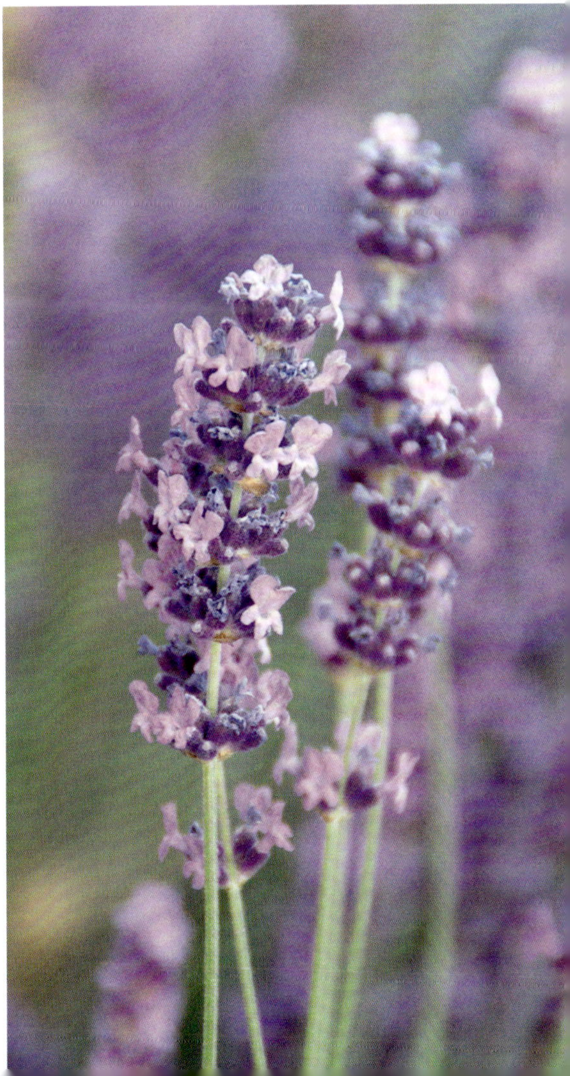

Mandarine rot

Citrus reticulata

Das kleine freche Früchtchen

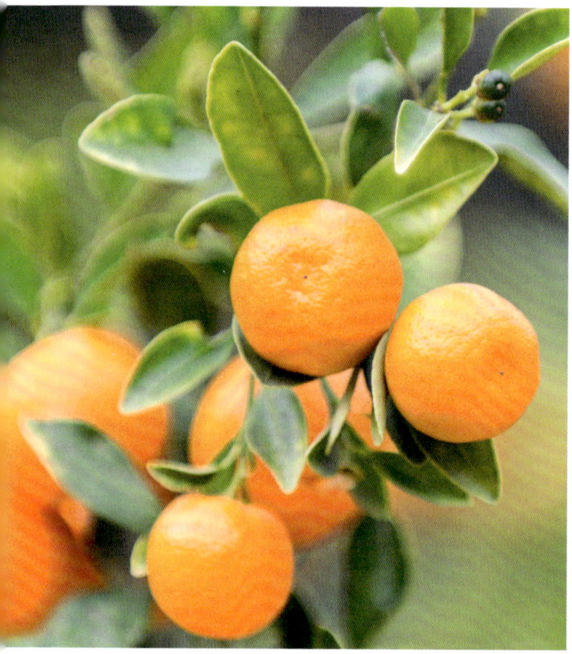

Die Mandarine gehört zu den Zitrusfrüchten und man könnte sie als die kleine Schwester der Orange bezeichnen. Ihr ätherisches Öl – durch Pressung der Fruchtschalen gewonnen – duftet süßer als Orangenöl. Das ausgesprochen gute Kinderöl enthält den stark entkrampfend und entspannend wirkenden Inhaltsstoff Methylanthranilat, der einem unserer Botenstoffe im Nervensystem ähnelt. Zappeligen kleinen und großen Menschen hilft es, zur Ruhe zu kommen. Es kann bei richtiger Dosierung eines der wichtigsten Mittel für die neuzeitlichen gestressten, unruhigen und schlaflosen Menschen sein. Denn unterschwelliger Stress fängt oft schon im Mutterbauch an und zieht sich auch durch die Kindheit, schließlich muss das Kind viel erleben, viel lernen, viel erfahren.

Mandarinenöl fördert die Ich-Stabilisierung und hilft schüchternen Kindern, sich zu behaupten. Zudem wirkt es leicht antiseptisch und kann helfen, die Muskeln zu lockern. Auch in Erkältungsölmischungen und bei Wachstumsschmerzen wird es gerne verwendet. Einen kleinen Wermutstropfen gibt es: Bei Überdosierung kann es anregend wirken!

Wirkt bei Kindern: antiseptisch, beruhigend, entkrampfend, in geringer Dosierung schlaffördernd, angstlösend, schmerzlindernd

Hilft Ihrem Kind:

- ☺ wenn es erkältet ist
- ☺ bei Wachstumsschmerzen
- ☺ bei einer Blasenentzündung
- ☺ bei Angst und Unruhe
- ☺ wenn es schlecht einschlafen kann
- ☺ bei Traurigkeit

Manuka

Leptospermum scoparium

Der Alleskönner

Die Blättchen dieses großen Strauches oder kleinen Baumes (auch Neuseeländischer Teebaum genannt) liefern eines der antibiotisch wirksamsten ätherischen Öle. Es ist ähnlich wie Teebaum als universelles „Allheilmittel“ wirksam, es erweist sich jedoch als wesentlich haltbarer. Auch sein Duft unterscheidet sich erheblich von dem des Teebaums, so riecht es eher schwer und erdig. Aus den Blüten gewinnen neuseeländische Bienen den stark antibiotisch wirkenden (und sehr teuren) Manukahonig, der in der englischsprachigen Welt gerne bei Infektionen der Atemwege und auf Wunden angewendet wird.

Der Manukabaum wird seit jeher von den Menschen Neuseelands sehr geschätzt, seine Rinde wurde zum Abdecken der Hütten benutzt, um diese vor Regen zu schützen. Aus dem Holz baute man Häuser und Werkzeuge. Erst vor gut 250 Jahren entdeckten europäische Seefahrer den gesundheitlichen Nutzen des Manuka und brachten ihn in unsere Breiten.

Wirkt bei Kindern: stark pilzhemmend, stark antibakteriell, hautregenerierend, schleimlösend, juckreizstillend, entzündungshemmend, wundheilend, beruhigend

Hilft Ihrem Kind:

- ☺ bei Infektionen der Haut
- ☺ wenn die Haut (auch die Kopfhaut) juckt und spannt
- ☺ bei Akne
- ☺ bei kleineren Verletzungen wie Schürfwunden
- ☺ bei allergischem Schnupfen
- ☺ wenn es erkältet ist

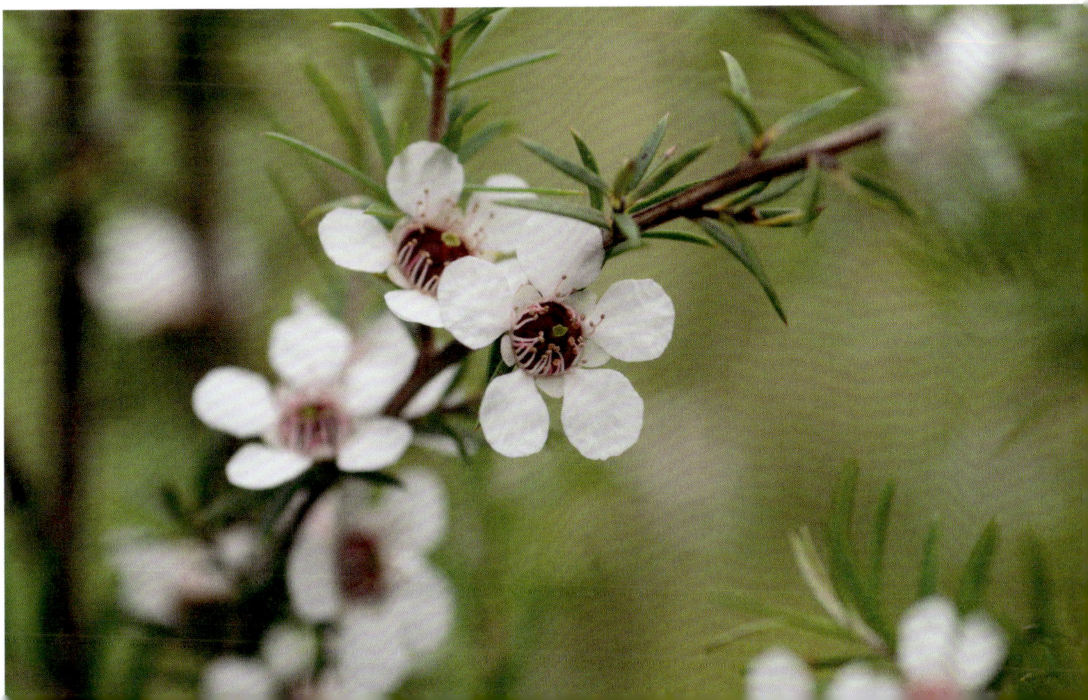

Melisse

Melissa officinalis

Die Honigschöne

Der botanische Name der Melisse ist Melissa, dies bedeutet so viel wie „Honigbiene“. Durch die Form ihrer Blätter, welche an ein Herz erinnern, haben Heilkundige sie einst bei nervösen Herzbeschwerden angewendet. Daher nannte man sie auch Herztrost. Sie ist Bestandteil des berühmten Melissengeistes. Trotz des üppigen Wuchses des Melissenkrautes ist das ätherische Öl sehr selten und kostbar, denn die Pflanze enthält nur wenig ätherisches Öl. Man benötigt ungefähr 7000 kg Kraut, das entspricht etwa sieben Lastwagen voll, um 1 l der fein zitronig duftenden Essenz zu gewinnen. Es wird daher oft verfälscht oder gestreckt mit den viel günstigeren Ölen von Citronella und Lemongrass. Diese Qualität wird dann als Melisse indicum angeboten und kostet nur einen Bruchteil vom echten Melissenöl. Diese Qualität stellt jedoch keine Alternative für das echte Melissenöl dar. Wem das echte Öl zu kostspielig ist, kann sich gut mit dem sehr wirksamen Melissenhydrolat behelfen.

Wirkt bei Kindern: antiviral, antibakteriell, beruhigend, schlaffördernd, juckreizstillend, antiallergisch

Hilft Ihrem Kind:

- ☺ wenn es im Frühling auf die ersten Pollen mit Niesen und Schnupfen reagiert
- ☺ bei juckenden Windpocken
- ☺ wenn es ängstlich ist
- ☺ wenn es schlecht schlafen kann
- ☺ bei starker Unruhe und Hyperaktivität

AUCH ALS TEE

Die Blätter der Melisse eignen sich hervorragend zur Herstellung eines erfrischenden Tees, dieser wird in der Pflanzenheilkunde auch bei Ein- und Durchschlafstörungen empfohlen.

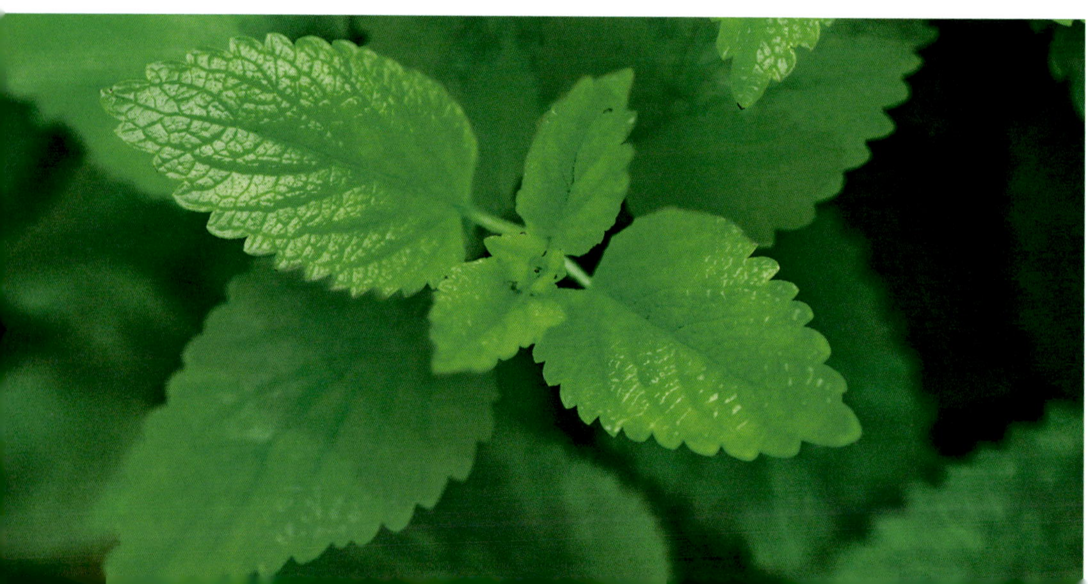

Orange und Blutorange

Citrus sinensis

Der Sonnenschein

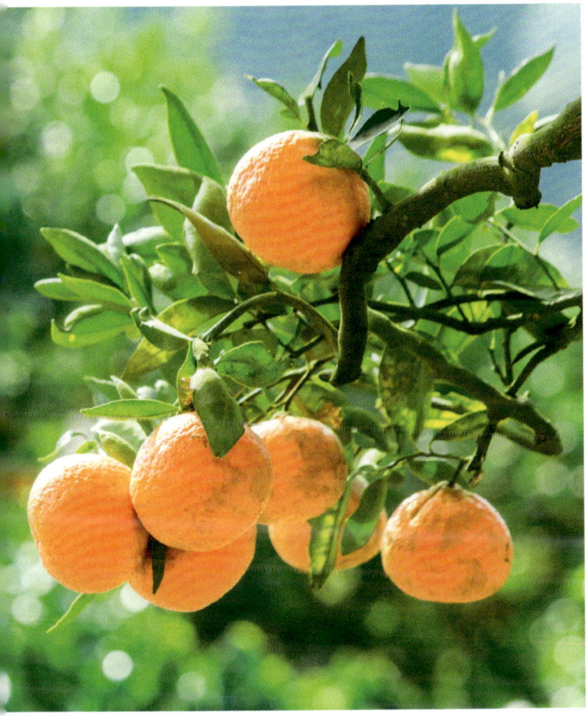

Orangenöl gehört wohl zu den beliebtesten Düften in der Aromatherapie, es weckt Erinnerungen bei Groß und Klein. Der fruchtig-süße Duft erheitert das Gemüt, lässt Anspannung und Stress vergessen – die angstmindernde Wirkung wurde bereits mehrfach wissenschaftlich bestätigt. In einer Studie der Universität Wien konnte sogar die angstreduzierende Wirkung bei einem Zahnarztbesuch belegt werden.

Das beliebte Öl wirkt entzündungshemmend, lymphflussfördernd und vorbeugend in Erkältungszeiten. Pubertierende profitieren in Zeiten von Unsicherheit und Stimmungsschwankungen von dem Duft der Orange. Orangenöl entfaltet seine ausgleichende Wirkung auch bei unruhigen und hyperaktiven Kindern, es kann Mut und Gelassenheit fördern.

Besonders gestresste Menschen bevorzugen meistens das ätherische Öl der Blutorange, es duftet etwas runder und fruchtiger und hilft beim Entspannen. In der Wirkung unterscheiden sich beide Orangenöle nicht.

Wirkt bei Kindern: antiviral, antibakteriell, beruhigend, entspannend, angstlösend, seelisch belebend

Hilft Ihrem Kind:

- ☺ wenn es erkältet ist
- ☺ bei einer Blasenentzündung
- ☺ bei Verstopfung
- ☺ bei Schulstress
- ☺ wenn es Ängste hat
- ☺ bei Heimweh
- ☺ bei Übelkeit

Alternativ: Grapefruit (*Citrus paradisi*)

Thymian mild

Thymus vulgaris CT Linalool

Das Mut-tut-gut-Öl

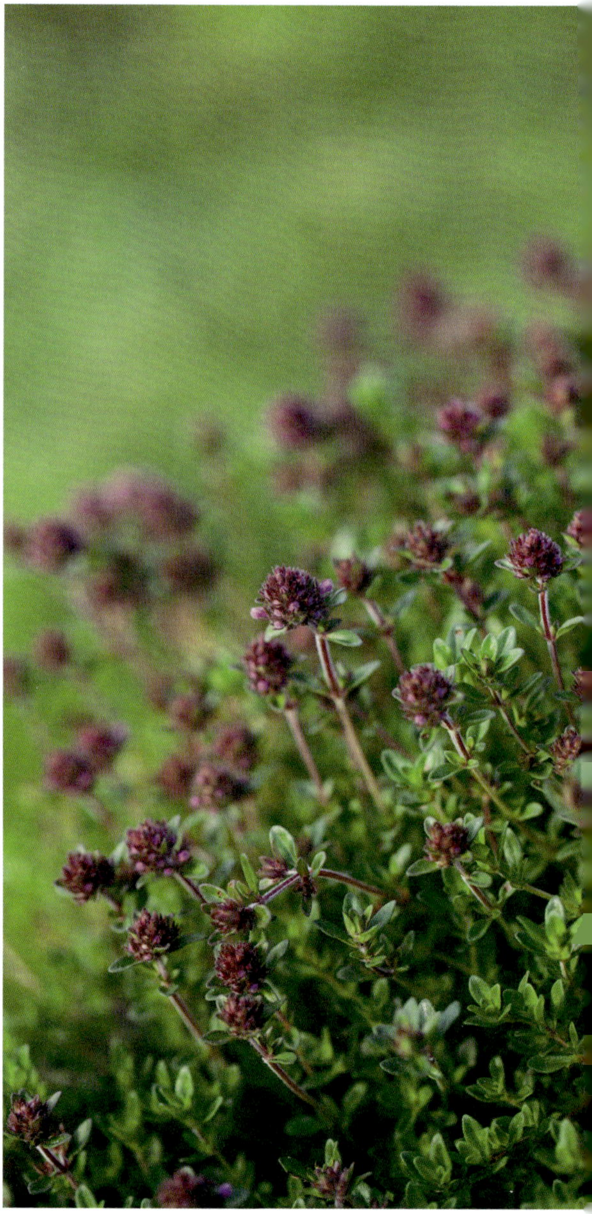

Das Wort Thymian kommt aus dem Griechischen und bedeutet so viel wie „Mut". Früher haben die römischen Soldaten am Abend, bevor sie in den Kampf zogen, in dem unscheinbaren Kraut gebadet, um ihren Mut zu stärken. Mit ihm wurden Speisen gewürzt, Salben und andere Heilmittel hergestellt, Tee gekocht.

Ätherisches Thymianöl gibt es in mindestens sechs unterschiedlichen sogenannten Chemotypen (CT). Diese unterscheiden sich in ihren Inhaltsstoffen und ihrer Wirkung zum Teil erheblich. Für die empfindliche Kinderhaut sollten Sie unbedingt beim Kauf darauf achten, das Öl des milden Thymian Linalool zu kaufen. Dieses duftet mild zitronig-würzig, ist hautfreundlich und dennoch sehr wirkungsvoll bei Husten, Erkältung und Bronchitis.

Wirkt bei Kindern: antiviral, antibakteriell, pilzhemmend, hautpflegend, entkrampfend, beruhigend

Hilft Ihrem Kind:

- ☺ wenn es ein geschwächtes Immunsystem hat
- ☺ bei Ohrenschmerzen
- ☺ bei Bronchitis
- ☺ bei Erkältung
- ☺ wenn die Haut juckt und spannt
- ☺ wenn es sich nicht verstanden fühlt und traurig ist

Zitrone

Citrus limon

Die Turbo-Erfrischung

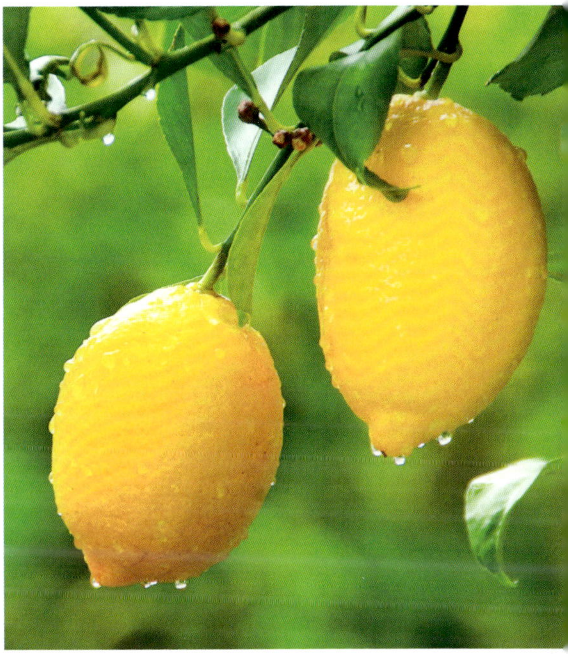

Schon der Gedanke an eine Zitrone lässt das Wasser im Mund zusammenlaufen. Der zitronige Duft und Geschmack sind dabei fast spürbar. Ursprünglich kommen Zitrusbäume aus China und wurden später von den Kreuzrittern in Südeuropa verbreitet. In alten Heilbüchern wurde schon von der desinfizierenden Wirkung des Zitrusduftes berichtet. In Tests konnte gezeigt werden, dass Zitronenduft in Räumen den Anwesenden Sauberkeit suggeriert – so wurde in dem nach Zitrone riechenden Zimmer ein Keks besonders vorsichtig, ohne zu krümeln, gegessen.

Der frische Duft ist nicht nur sehr beliebt, sondern hilft Schulkindern, sich bei den Hausaufgaben besser zu konzentrieren. In Erkältungszeiten in der Duftlampe oder im Diffuser vernebelt, desinfiziert Zitronenöl die Raumluft und kann die Ansteckungsgefahr vermindern. Bei Übelkeit kann ein Riechdöschen mit Zitronenöl kleine Wunder bewirken.

Wirkt bei Kindern: antiseptisch beim Verdampfen in der Raumluft, fiebersenkend, entzündungshemmend, konzentrationsfördernd, erfrischend, stimmungsaufhellend

Hilft Ihrem Kind:

- wenn es erkältet ist
- bei Übelkeit
- bei Fieber
- zur Raumluftdesinfektion
- zur Unterstützung des Immunsystems
- zur besseren Konzentration bei den Hausaufgaben

Bitte beachten: Zitronenöl kann die Lichtempfindlichkeit der Haut erhöhen und hautreizend wirken, insbesondere wenn das Öffnen der Flasche neun Monate und länger zurückliegt. Es sollte in Körperpflegeölen nur ganz gering dosiert werden. Auch als Badezusatz kann es in Verbindung mit warmem Wasser zu Hautreizungen kommen.

Fette Pflanzenöle als Basis

Fette Öle sind mehr als Trägersubstanzen und Verdünnungsmittel für ätherische Öle. Durch ihren Gehalt an wertvollen Fettsäuren, fettlöslichen Vitaminen und anderen Fettbegleitstoffen sind sie wichtige Schutzstoffe, welche die gesunden Stoffwechselprozesse jeder Haut unterstützen.

Jojobaöl (Jojobawachs)

Simmondsia californica (Buxus chinensis)

Ursprünglich stammt dieses farb- und fast geruchlose Öl aus der Sonora-Wüste. Seine Zusammensetzung ist anders als bei anderen Pflanzenfetten und -ölen. Korrekt betrachtet ist es ein Wachs, das bei Raumtemperatur flüssig wird. Es ist extrem lange haltbar, da es nicht ranzig werden kann. Es sollte dennoch nach etwa zweieinhalb Jahren aus hygienischen Gründen aufgebraucht werden. Jojobaöl ist für alle Hauttypen gut geeignet und fettet kaum, bei extrem trockener Haut kann etwas Olivenöl beigemischt werden.

Wirkt bei Kindern: entzündungshemmend, wundheilend, feuchtigkeitsbindend

Hilft Ihrem Kind:
- ☺ bei Sonnenbrand
- ☺ bei Ekzemen
- ☺ bei Schuppenflechte

Johanniskrautöl

Hypericum perforatum

Beim Johanniskrautöl handelt es sich um ein sogenanntes Mazerat. Beim Mazerieren werden die therapeutisch und pflegend wirksamen Inhaltsstoffe der jeweiligen Pflanze ausgezogen: Ab dem Johannistag, dem 21. Juni, werden die gelben Blüten des Johanniskrauts gesammelt und einige Wochen in Olivenöl eingelegt, danach wird das Öl abgefiltert. Das Olivenöl entzieht dem Johanniskraut wertvolle fettlösliche Inhaltsstoffe und färbt sich dabei tiefrot – daher wird es auch Rotöl genannt. Der rote Inhaltsstoff Hypericin beruhigt die Nerven und wärmt die Haut.

Für alle Mischungen, die wärmend und schmerzlindernd sein sollen, ist Johanniskrautöl das geeignete Basisöl.

Wirkt bei Kindern: wärmend, schmerzlindernd, wundheilend, antibakteriell auf bestimmte antibiotikaresistente Keime, juckreizmildernd

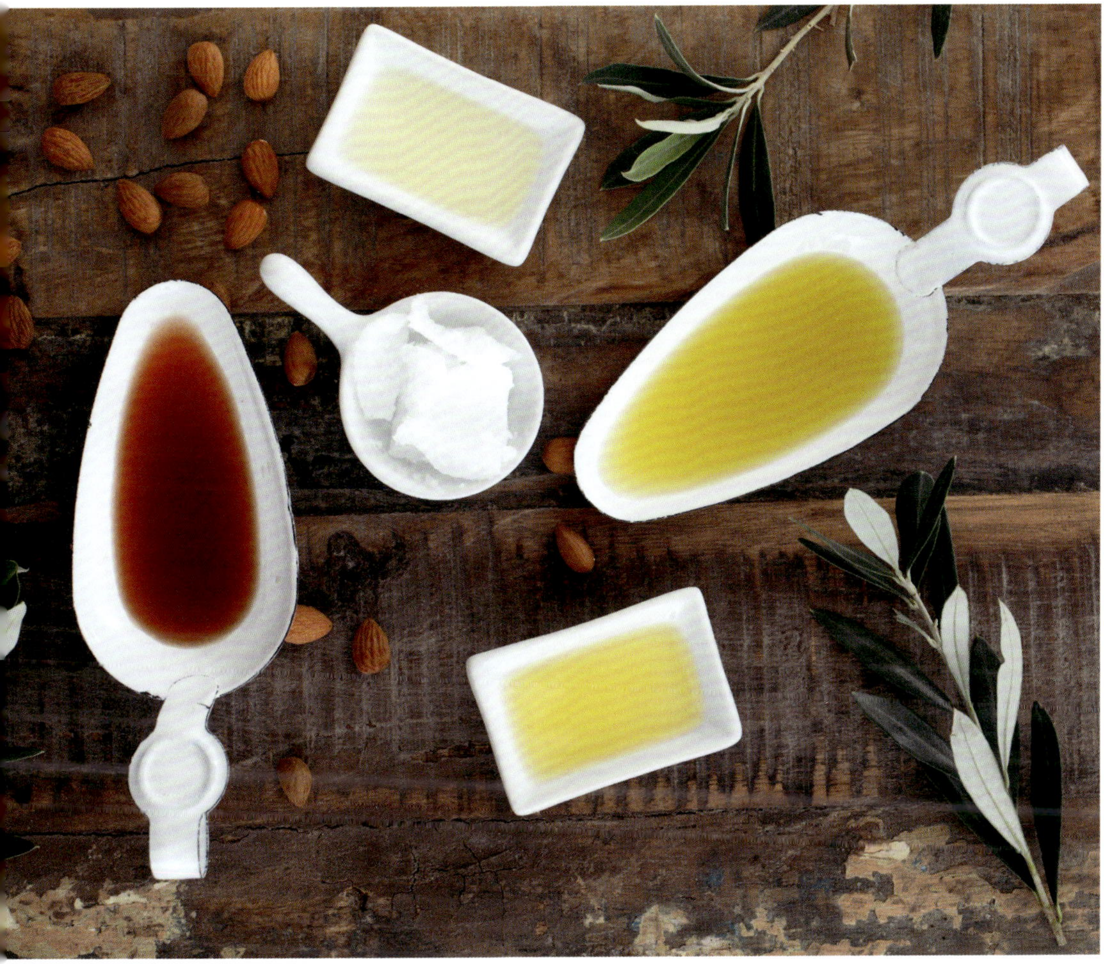

Für jeden Zweck das richtige Öl, sie duften und wirken unterschiedlich, ihre Farben und Konsistenzen können erheblich variieren.

Hilft Ihrem Kind:

- bei Sonnenbrand
- bei Prellungen und Verstauchungen
- bei kleineren Verbrennungen
- bei Wachstumsschmerzen
- bei Ohrenschmerzen

⊕ Bitte beachten: Johanniskrautöl kann durch das enthaltene Hypericin die Lichtempfindlichkeit der Haut erhöhen.

SCHNELL VERFÜGBARE ALTERNATIVE

Statt Johanniskrautöl kann auch das fast in jedem Haushalt vorhandene Olivenöl genommen werden. Olivenöl wirkt mild wärmend, sanft durchblutungsfördernd, hautpflegend sowie entzündungshemmend, außerdem schmerzlindernd durch den Inhaltsstoff Oleocanthal.

Kokosöl

Cocos nucifera

Das exotisch duftende native Kokosöl stammt aus den Tropen, es schmilzt ab etwa 23 °C. Auf der Haut wirkt es kühlend und beruhigend. Es eignet sich für die Pflege auch der allerempfindlichsten Babyhaut: In einer Studie konnte gezeigt werden, dass sogar Frühgeborene durch Einreibungen damit gesundheitlich stabiler wurden. Zur Haarpflege bei trockenem, sprödem Haar und vielem mehr ist es genauso geeignet. Kokosliebhaber werden Geruch und Geschmack mögen, es ist ein sehr gesundes und sogar hoch erhitzbares Fett, in dem man auch frittieren kann.

Aus Kokosöl lassen sich leicht salbenartige Zubereitungen wie Lippenpflege oder Hand- und Fußcremes herstellen.

Wirkt bei Kindern: kühlend, juckreizmildernd, hautpflegend

Hilft Ihrem Kind:

- ☺ bei Sonnenbrand
- ☺ bei Juckreiz
- ☺ bei rissiger Haut, z. B. in der Lippenpflege

KOKOSÖL IST NICHT GLEICH BILLIG-KOKOSFETT
Natives Bio-Kokosöl ist nicht zu verwechseln mit dem raffinierten und künstlich gehärteten Kokosfett. Letzteres wird als billiges Fett, meist in Form eines Blocks, zum Braten und Frittieren in jedem Supermarkt angeboten. Es schadet der Gesundheit eher als dass es sie erhält. Daher immer zu nativem Kokosöl greifen!

Mandelöl

Prunus dulcis

Die Heimat des Mandelbaumes liegt vermutlich in China und Vorderasien, heute kommen die nussähnlichen Kerne aus Kalifornien und Spanien zu uns. Das beliebte und gut verträgliche Hautpflegeöl daraus riecht mild nussig und etwas marzipanartig. Mandelöl ist als klassisches Pflegeöl in der Baby- und Kinderpflege schon seit den 1980er-Jahren bekannt. Dieses Allroundöl kann bei fast allen Hautproblemen und zur Herstellung der meisten Aromapflegemischungen verwendet werden. Es dringt gut in die Haut ein und durchfettet sie.

Wirkt bei Kindern: sehr hautpflegend, juckreizmildernd, rückfettend bei rissiger und schuppiger Haut

Hilft Ihrem Kind:

- ☺ bei jeder Art von Hautpflege
- ☺ bei Juckreiz
- ☺ bei rissiger und schuppiger Haut
- ☺ bei irritierter Haut
- ☺ bei der Intimpflege im Windelbereich

Wirkstofföle, das Plus an Hautpflege

Wirkstofföle sind fette Öle, die man einem Massageöl oder einer Salbe bzw. Creme zugibt, weil sie über heilende und/oder pflegende Eigenschaften verfügen. Pur genommen wären sie zu intensiv oder zu teuer, färben zu sehr (z. B. Sanddornfruchtfleischöl) oder riechen zu aufdringlich (z. B. Calophyllumöl).

Calophyllumöl

Calophyllum inophyllum

Hierbei handelt es sich um ein bräunlich grünes Öl mit stark würzigem, fast maggi-ähnlichem Duft. Es kann bei kühler Lagerung (die Konsistenz ist dann eher fest) fast zwei Jahre halten.

Wirkt bei Kindern: antiviral, narbenpflegend, entzündungshemmend

Hilft Ihrem Kind:

- bei der Narbenpflege
- bei Gürtelrose (Herpes zoster)
- bei Windpocken
- bei Akne und entzündlicher Haut
- bei eitrigen Verletzungen

Hagebuttenkernöl

Rosa moschata und Rosa canina

Das leicht orangefarbene Hagebuttenkernöl ist wegen seiner besonderen Zusammensetzung eines der wichtigsten Öle bei der Narbenpflege. Je nach Gewinnungsverfahren und Lagerung (am besten im Kühlschrank) hält es maximal drei Monate.

Wirkt bei Kindern: narbenpflegend, hautregenerierend, entzündungshemmend

Hilft Ihrem Kind:

- bei der Narbenpflege
- bei Akne und Entzündungen der Haut
- bei Schuppenflechte

Hanföl

Cannabis sativa

Das grünliche, leicht nach Heu riechende Hanföl ist für eine durch Neurodermitis und Ekzeme geplagte Haut eine Wohltat, denn es enthält Spuren der seltenen γ-Linolensäure. Je nach Gewinnungsverfahren und Lagerung (am besten im Kühlschrank) hält es maximal drei Monate.

Wirkt bei Kindern: hautregenerierend, entzündungshemmend

Hilft Ihrem Kind:
- ☺ bei Neurodermitis
- ☺ bei Ekzemen
- ☺ bei Akne und Entzündungen der Haut

Nachtkerzenöl

Oenothera biennis

Das hellgelbe, leicht nussig duftende Nachtkerzenöl enthält einen hohen Anteil der sehr seltenen γ-Linolensäure und wird bei empfindlicher, juckender und schuppiger Haut verwendet. Je nach Gewinnungsverfahren und Lagerung (am besten im Kühlschrank) hält es maximal drei Monate.

Wirkt bei Kindern: hautregenerierend, feuchtigkeitsbindend, entzündungshemmend

Hilft Ihrem Kind:
- ☺ bei Neurodermitis und Schuppenflechte
- ☺ bei Ekzemen
- ☺ bei reizempfindlicher Haut

Sanddornfruchtfleischöl

Hippophae rhamnoides

Das tieforangefarbene, stark fruchtig duftende Sanddornfruchtfleischöl hilft vor allem bei entzündeter Mundschleimhaut. Auf offene Stellen im Mund legt es sich wie ein Pflaster, lindert die Schmerzen und unterstützt die Heilung der Mundschleimhaut. Es kann bei kühler Lagerung (die Konsistenz ist dann eher fest) fast ein Jahr halten.

Wirkt bei Kindern: stark haut- und schleimhautregenerierend, stark entzündungshemmend, sehr hautpflegend

Hilft Ihrem Kind:
- ☺ bei Aphten
- ☺ bei Soor
- ☺ bei Sonnenbrand
- ☺ bei trockener, rissiger Haut

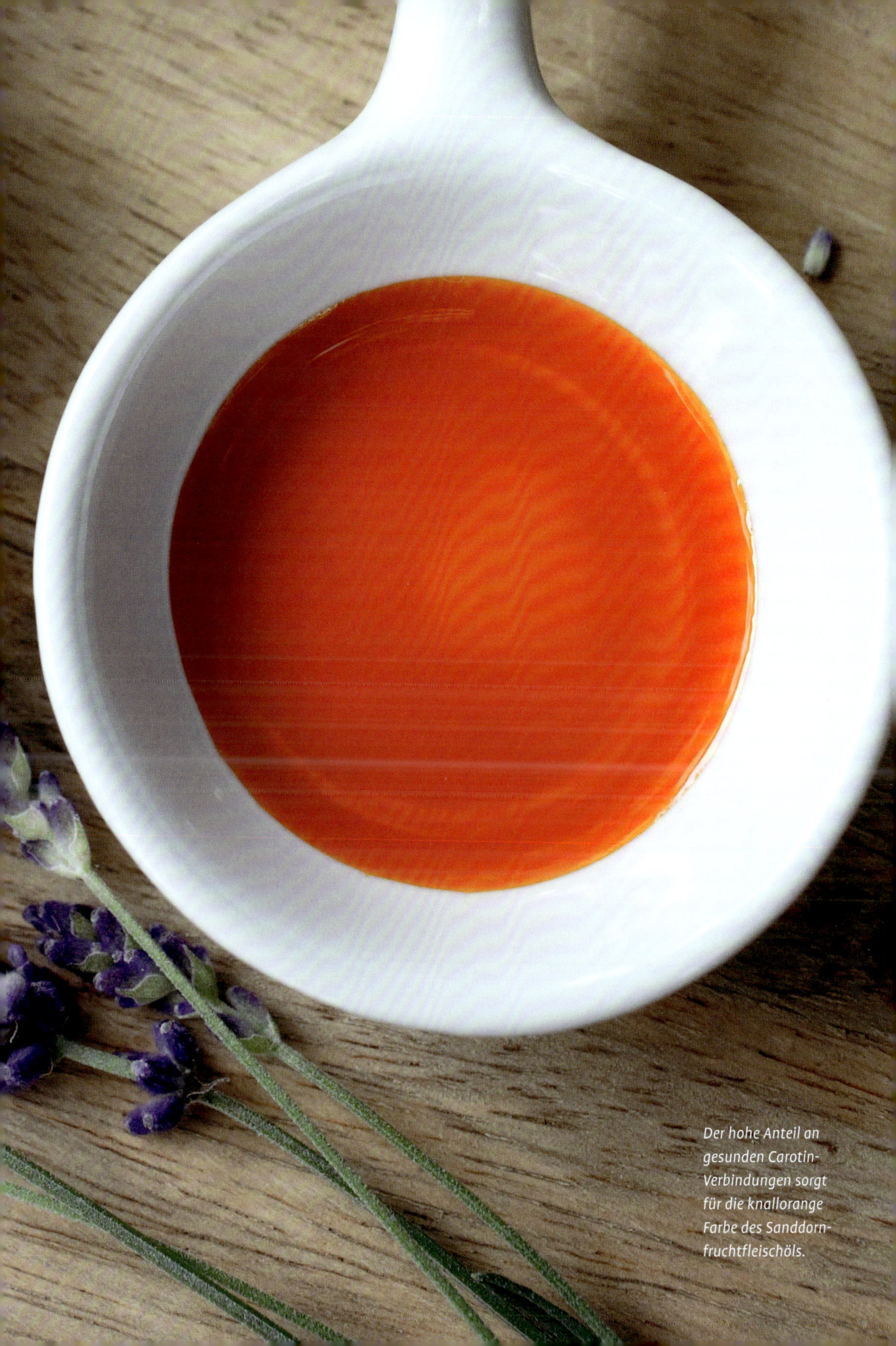

Der hohe Anteil an gesunden Carotin-Verbindungen sorgt für die knallorange Farbe des Sanddornfruchtfleischöls.

Sheabutter

Vitellaria paradoxa

Dieses aus Burkina Faso stammende butterartige, weiße Fett kann sehr unterschiedlich riechen, je nach Herkunft und Verarbeitung kann es von fast geruchslos bis hin zu „Ziegenstall" viele Geruchsempfindungen auslösen. Sheabutter eignet sich hervorragend als Salben- und Cremegrundlage und lässt sich recht einfach verarbeiten. Sie pflegt die Haut, macht sie geschmeidig und fördert die Elastizität des Gewebes. Bei Schwangeren kann die Sheabutter zur Vorbeugung von Dehnungsstreifen die Haut sanft pflegen. Sie kann bei kühler Lagerung fast zwei Jahre halten.

Wirkt bei Kindern: feuchtigkeitsbindend, hautregenerierend, besonders bei trockener und rissiger Haut sehr hautpflegend

Hilft Ihrem Kind:
- ☺ bei der Narbenpflege
- ☺ bei trockener, rissiger, verhornter Haut
- ☺ bei Neurodermitis

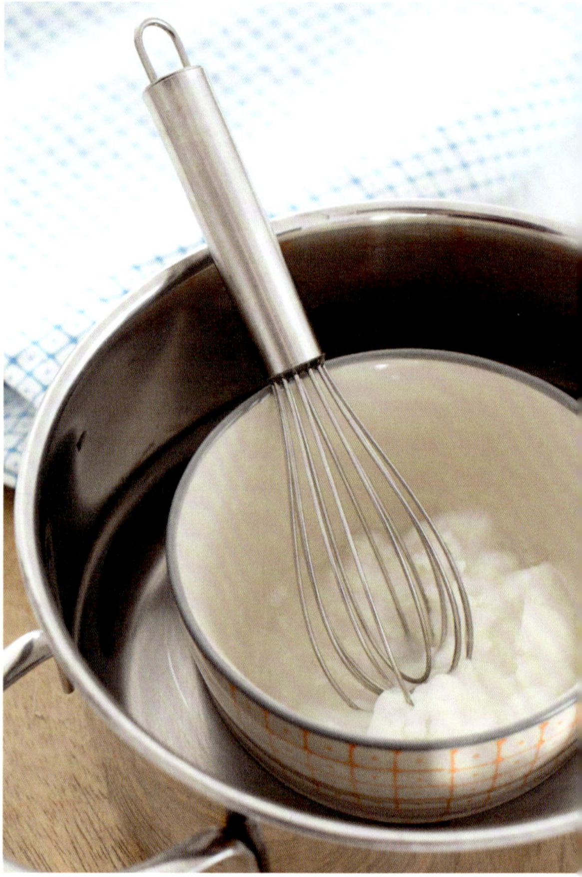

Sheabutter ist sehr hautfreundlich und kinderleicht zu verarbeiten, sie darf nur nicht zu stark erhitzt werden.

Weizenkeimöl

Triticum aestivum

Das goldgelbe, nach Getreide duftende Weizenkeimöl verbessert die Elastizität des Gewebes, stärkt und festigt das Bindegewebe und spendet trockener Haut Feuchtigkeit. Übrigens: Weizenkeimöl, mit Sheabutter gemischt, ergibt einen Bauchbalsam für werdende Mütter, um Dehnungsstreifen vorzubeugen. Das Öl kann bei kühler Lagerung knapp ein Jahr halten.

Wirkt bei Kindern: stark fettend, entzündungshemmend, hautpflegend

Hilft Ihrem Kind:
- ☺ bei trockener, rissiger Haut
- ☺ bei Verengung der Vorhaut (Phimose)

Hydrolate, sanfte Wunderwässer

Hydrolate sind sozusagen die „ganz sanften Geschwister" der ätherischen Öle. Sie werden bei der Destillation von Duft- oder Heilpflanzen gewonnen und bestehen aus flüchtigen, wasserlöslichen Molekülen. Hydrolate duften viel zarter als ätherische Öle.

Ein Therapieansatz mit Hydrolaten ergänzt die Aromatherapie hervorragend: Hydrolate enthalten viele wasserlösliche Wirkstoffe, ätherische Öle dagegen bestehen aus fettlöslichen Komponenten der Duft- und Heilpflanzen. Hydrolate, fette Pflanzenöle, Wirkstofföle und ätherische Öle bilden aus unserer Sicht den Dreiklang einer hoch wirksamen Aromatherapie.

Die Wasserdampfdestillation von Heilkräutern, Blüten, Harzen und Hölzern kann nur stattfinden, wo es ausreichend Wasser gibt. Dieses macht den größten Anteil dieser Pflanzenwässer aus: Hydrolate bestehen zu 98 bis 99,5 % aus Wasser, welches in der Destille durch eine Schicht Pflanzenmaterial geschickt wird und einen sehr speziellen Transformationsprozess durchläuft: Aus Wasser wird Dampf, daraus wird „angereichertes" Wasser. Ein Hydrolat kann völlig andere Inhaltsstoffe der jeweils destillierten Pflanze enthalten als das entsprechende ätherische Öl.

Dennoch ist zu beobachten, dass jede Heil- und Duftpflanze ihr individuelles therapeutisches Prinzip entfaltet, egal ob in wasserlöslicher oder fettliebender Zubereitung. Hydrolate enthalten nachweislich therapeutisch wirksame Inhaltsstoffe, wie den schmerzstillenden Phenylethanol oder die stark antioxidativ wirkende Rosmarinsäure. Ob darüber hinaus noch homöopathie-ähnliche, mehr energetische Eigenschaften vorhanden sind, weiß man bislang nicht. Manche Anwenderinnen berichten davon.

Hydrolate liegen in der Wirkkraft zwischen einem ätherischen Öl und dem entsprechenden Kräutertee und werden in manchen Fällen nur verdünnt angewendet (beispielsweise Ledum- und Lorbeerhydrolat). Sie werden üblicherweise nur in kleinen Mengen pur verwendet, Rosen- und Melissenhydrolat beispielsweise sind gut dafür geeignet und werden auch von Babys und Senioren mit sehr feiner und empfindlicher Haut pur gut vertragen. Man kann diese beiden „Wunderwässer" einfach und schnell auf wunde Haut, Pickelchen, (geschlossene) müde Augen und geschwollene Stellen sprühen.

Je nach Herstellungsverfahren und Hygiene bei der Abfüllung können Hydrolate allerdings viel schneller verkeimen als

HYDROLATE ZUM SPRÜHEN
Hydrolate werden überwiegend in Sprühflaschen angeboten – dies ist für die Anwendungen in diesem Buch besonders von Vorteil.

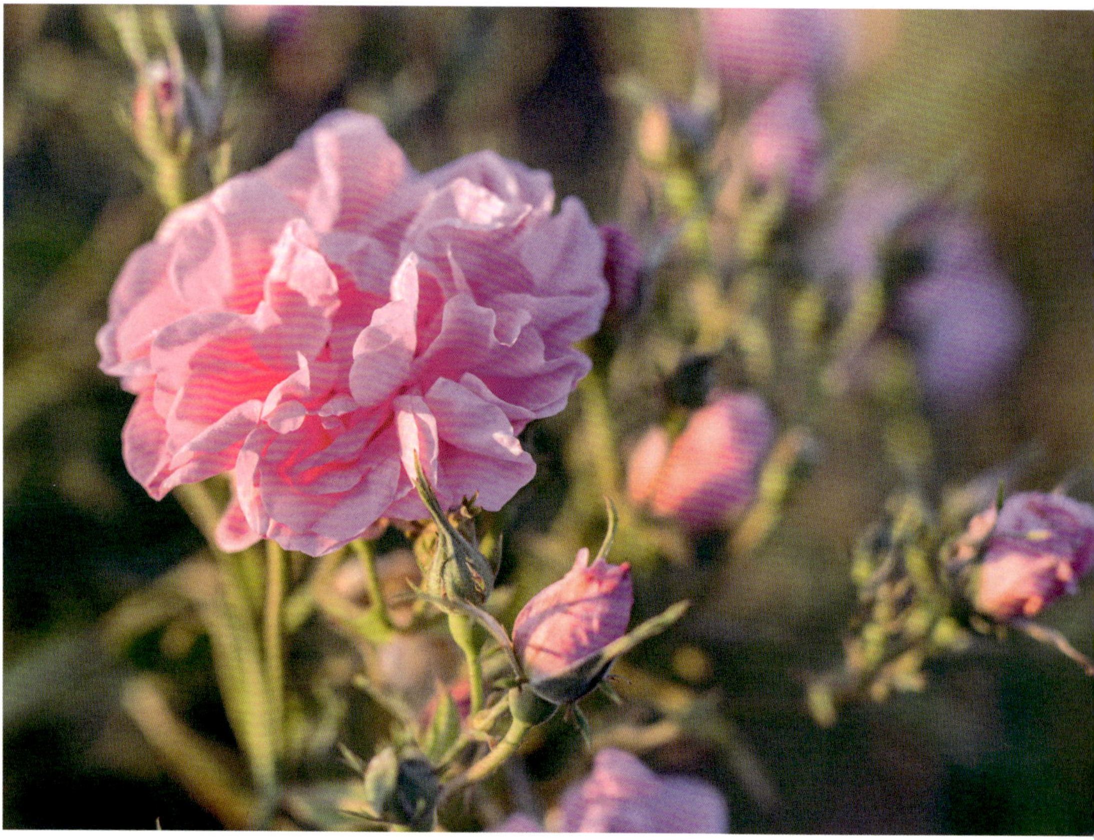

Rosenhydrolat ist eines der hilfreichsten Mittel bei der Pflege von empfindlicher Babyhaut.

ätherische Öle (bei unkorrekter Abfüllung und falscher Lagerung bereits nach etwa drei Monaten). Aus diesem Grund konservieren viele Anbieter mit Weingeist oder anderen natürlichen oder synthetischen Konservierungsstoffen. Alkohol ist sicherlich eine gute und natürliche Form der Konservierung und geht mit den Richtlinien für Naturkosmetik konform, doch kann er empfindliche Haut, insbesondere von Kleinkindern, reizen und das Hydrolat ist dann nicht für Anwendungen im Bereich von Schleimhäuten geeignet (Augen, Windelbereich). Schonende Haltbarmachung mit Rettichwurzelextrakt (Leucidal) ist eine Alternative, die zu einem augenfreundlichen Produkt führt.

Rosenhydrolat

Rosa x damascena

In vielen Religionen gilt die Rose als heilige Pflanze: Sie macht heil(e), sie heilt Wunden, sie bringt uns näher zum Heil(and). Und so ähnlich ist auch das Rosenhydrolat (Rosenwasser) zu bewerten – wenn es denn in einer puren, naturreinen und frischen Qualität zur Verfügung steht (siehe Kasten). Es riecht blumig, typisch nach Rose, dabei frisch und kühlend, minimal bitter – verschiedene Firmen bieten jeweils viele unterschiedliche Rosenhydrolate an.

Rosenhydrolat wirkt entzündungshemmend und hilft meistens besser als jede Art von Augentropfen (siehe Kasten).

Für eines unserer Kinder war das Wort Rosenhydrolat übrigens das erste „Wort". Es neigte regelmäßig zu einem wunden Popo, den ich mit dem „Wunderwasser" einsprühte. Weil es sich erst mal kühl auf der warmen Windelhaut anfühlte, bereitete ich es mit einer babytauglichen Erklärung vor: Ich sagte „pft-pft". Wenige Tage später verlangte es nach dem wohl leicht schmerzhaften Popo-Reinigen: „Pftpft".

Wirkt bei Kindern: stark schmerzlindernd und entzündungshemmend, harmonisierend und ausgleichend, antibakteriell, pilzhemmend und juckreizstillend

ANWENDUNGSBEISPIELE

Bei trockenen Augen und Bindehautentzündung: Mit (evtl. gekühltem) Rosenhydrolat besprühte Kompressen auf die geschlossenen Lider legen.

Bei Fieber: Rosenhydrolat ins Wasser für die Wadenwickel geben (das Wasser nie kalt verwenden, sondern immer nur wenige Grad unter der aktuellen Körpertemperatur).

Bei Mandel- und Zahnoperationen: Eiswürfel aus dem Rosenhydrolat machen und sowohl äußerlich auf Hals bzw. Wange anwenden als auch bei Bedarf lutschen.

Bei Hautunreinheiten während der Pubertät: als tägliches Gesichtswasser nutzen.

Hilft Ihrem Kind:

- ☺ bei roten, trockenen und gereizten Augen und Bindehautentzündung (Konjunktivitis)
- ☺ auch bei Augeninfektionen von Säuglingen (auf eine Qualität ohne Alkohol achten!)
- ☺ bei der Pflege vom wunden Kinderpo
- ☺ bei Mandel- und Zahnoperationen
- ☺ als Grundlage für selbst gemachte Deos
- ☺ stabilisierend bei emotionalen „Achterbahnfahrten"
- ☺ stabilisierend beim noch nicht gut eingespielten jungen Menstruationszyklus oder in der Schwangerschaft

AUF QUALITÄT ACHTEN

Das Gesetz, welches die Arbeit und die Produkte der Apotheker reguliert (DAB), erlaubt, dass auch synthetische Bestandteile im Rosenwasser enthalten sein dürfen. Mal abgesehen von den (oft reizenden) chlorierten Trägersubstanzen, die fast immer in synthetischen Duftmolekülen enthalten sind, legen die Duftmischer keinen Wert auf jeden einzelnen Inhaltsstoff des kopierten Naturdufts. Es gibt also mehrere Gründe, synthetisches oder sonst wie bearbeitetes Rosenhydrolat abzulehnen. Auf Nummer sicher geht man beim Kauf von Bio-Rosenhydrolat.

Lavendelhydrolat

Lavandula angustifolia

Beinahe hätten wir nach unserem ersten Versuch, mit Lavendelhydrolat zu arbeiten, es nie wieder zur Hand genommen, so enttäuschend war der „unlavendelige“ Duft. Es roch krautig-holzig, fast terpentinartig – nicht wirklich ein feiner Duft. Bis wir das Hydrolat selbst destillierten, ganz ohne Zweige, wirklich nur aus den Blüten bzw. den Fruchtansätzen von der Rispe. So ist die Ergiebigkeit freilich viel geringer, als wenn man einen Teil des Krautes mit destilliert. Die Arbeit hat sich jedoch gelohnt und das Hydrolat duftete wirklich wunderbar. Wenn man also ein Lavendelhydrolat erstanden hat, das nicht so klasse duftet, bitte unbedingt weitersuchen und vergleichen! Und darauf achten, dass es wirklich aus dem Echten Lavendel destilliert wurde und nicht aus Lavandin (S. 35).

Bei der inneren Anwendung schmeckt es pur nicht ganz so gut, sehr parfümartig und eigenartig bitter-süß.

Wirkt bei Kindern: beruhigend, juckreizstillend, schmerzlindernd und leicht kühlend

Hilft Ihrem Kind:

- bei Sonnenbrand
- bei leichten Verbrennungen
- bei leicht verletzter Haut
- bei Akne
- als „Parfüm“ für Kinder und sehr empfindliche Menschen
- als Erfrischungsspray fürs Gesicht
- als Grundlage für Deos
- als pflegende Reinigung für Babys (idealerweise 1:1 kombiniert mit Rosen- oder Kamillenhydrolat)
- bei unruhigem Schlaf
- wenn es unter Prüfungsangst leidet (gemischt mit Melissenhydrolat)
- bei Schulsorgen
- bei Stressgefühlen und nervöser Anspannung

Melissenhydrolat

Melissa officinalis

Zitronenmelissenhydrolat, wie es ganz korrekt heißt, ist ein kostbares Pflanzenwasser, hergestellt aus einer einheimischen Pflanze. Oft ist es sogar eher preiswert zu kaufen, doch in der Wirkung und Vielseitigkeit steht es der Königin der Blumen, der Rose, in nichts nach. Die Pflanze wächst zwar wie Unkraut, wenn sie sich wohl fühlt, jedoch ist die Gewinnung von Öl und Hydrolat nicht unproblematisch. Denn der winzige Anteil an Duftmolekülen ist sehr hitze- und oxidationsempfindlich. Mit altmodischen Destillen musste man früher direkt aufs Feld fahren, um so schnell wie möglich nach der Ernte zu destillieren – und selbst dann konnten keine nennenswerten Mengen gewonnen werden.

LINDERUNG DURCH AUFSPRÜHEN PUR

Pflege für den Wunden Babypo: auf die wunde Haut aufsprühen, vor dem Verschließen der Windel gut antrocknen lassen.

Bei Lippenherpesbläschen und Windpocken: bei den ersten Symptomen stündlich auftragen.

Das Hydrolat schmeckt und riecht zunächst eindeutig zart zitronig nach Melisse mit einer minimalen honigartigen Note im Hintergrund. Mit der Zeit wird das Aroma leicht bitter und heuartig.

Da Melissenhydrolat für und gegen alles hilfreich sein kann, es ist immer einen Versuch wert!

Wirkt bei Kindern: juckreizstillend, antiviral besonders bei Windpocken und Herpes, beruhigend und entspannend

Hilft Ihrem Kind:
- ☺ bei Entzündungen, z. B. bei wundem Babypopo
- ☺ bei trockener, entzündeter Nasenschleimhaut
- ☺ bei „nervöser" Haut
- ☺ bei Insektenstichen
- ☺ bei Lippenherpesbläschen
- ☺ bei beginnenden Halsschmerzen (gurgeln)
- ☺ unterstützend bei Windpocken
- ☺ wenn es regelmäßig unter Albträumen leidet
- ☺ bei seelischer Anspannung und Überforderung
- ☺ unterstützend bei ADHS (innerlich)

HALSSCHMERZ UND ADHS

Wenn Halsschmerzen im Anmarsch sind: einen Teelöffel Melissenhydrolat in ein kleines Glas lauwarmes Wasser geben und damit gurgeln.
Bei ADHS: einen Teelöffel Hydrolat auf ein kleines Glas Wasser, langsam trinken, über mehrere Wochen einsetzen.

Immortellenhydrolat

Helichrysum italicum

Diese ungewöhnliche Pflanze liefert ein ungewöhnlich duftendes Pflanzenwasser: Es erinnert mehr an einen indischen oder arabischen Gewürzbasar als an etwas Krautiges: warm, curryartig, sonnig und an trockenes Heu erinnernd. Es gehört unbedingt ins Erste-Hilfe-Repertoire von Eltern, da es fast ein Wundermittel bei stumpfen Verletzungen, blauen Flecken und sogar Knochenbrüchen ist. Je nach Qualität kann es ähnlich wirken wie das mittlerweile extrem teure ätherische Immortellenöl. Einem uns bekannten Kind haben zehnminütig erneuerte Immortellenhydrolat-Kompressen geholfen, nach einer Faust-ins-Auge-Verletzung die drohende Netzhautablösung abzuwenden. Die Augenärztin war ehrlich verblüfft über die überraschende Abschwellung und Heilung.

Innerlich eingenommen wirkt es stark reinigend und „entgiftend" – es ist für Kinder jedoch nicht sinnvoll, da sie selten Bedarf an einer Entschlackung haben und zudem den Geschmack nicht mögen.

Wirkt bei Kindern: bei Prellungen schmerzlindernd und abschwellend

Hilft Ihrem Kind:
- ☺ bei Stößen und Prellungen, auch im Augenbereich
- ☺ gegen blaue Flecken
- ☺ nach Operationen und chirurgischen Stichen und Schnitten
- ☺ nach größeren zahnärztlichen Behandlungen (kühle Auflagen auf der Wange und zum Gurgeln)

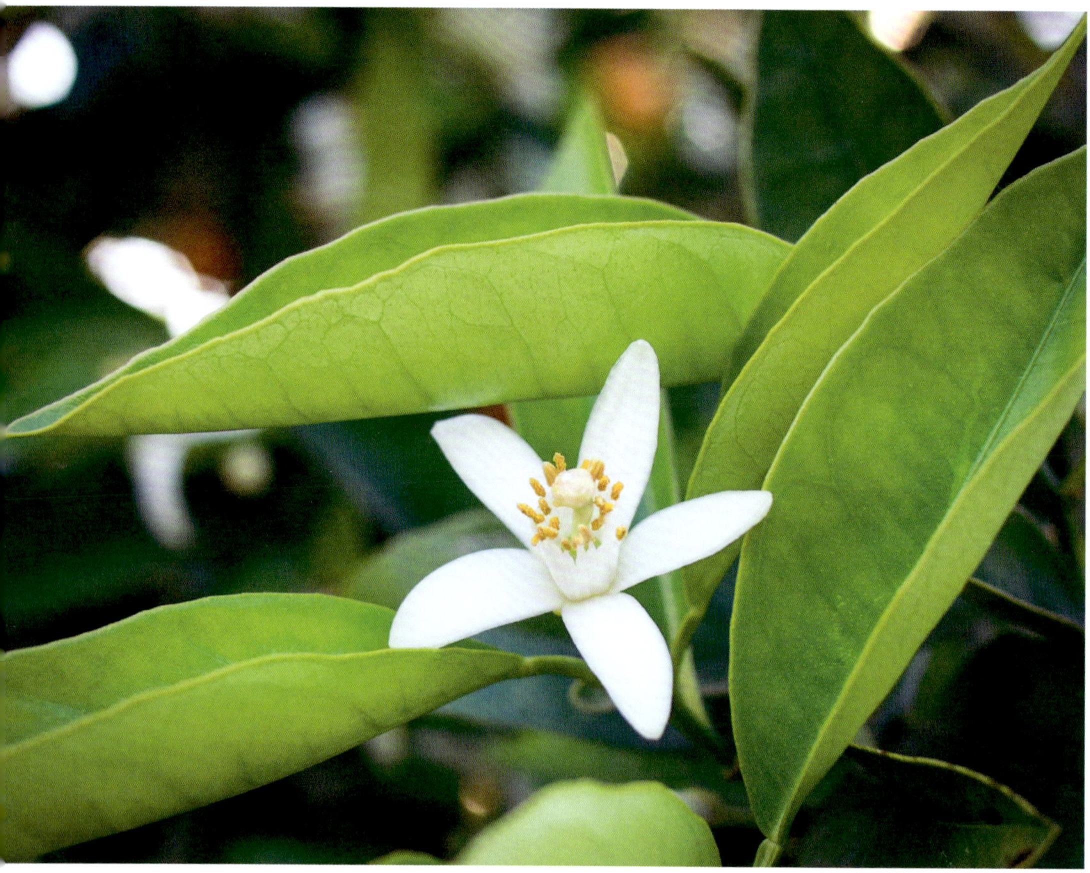

Orangenblütenhydrolat (Neroli)

Citrus aurantium

Es gibt sehr unterschiedlich duftende Orangenblütenhydrolate, auch Orangenblütenwasser oder Nerolihydrolat genannt, auf dem deutschsprachigen Markt. Probieren Sie also mehrere Anbieter aus, bis Sie den richtigen Duft für sich gefunden. Orangenblütenhydrolat ist als Grundlage für erfrischende Raumsprays mit Zitrusölen besonders geeignet, denn der blumig-herbe Duft erinnert an Kölnisch Wasser – und an Urlaub im Süden, an Sonne, an Tapetenwechsel. Wie Rosenwasser gehört dieses Produkt zu den weit verbreiteten und gerne verfälschten Blütenwässern, die in den Erzeugerländern für kulinarische Zwecke eingesetzt werden. Daher auf gute Bio-Qualität von einer vertrauenswürdigen Firma achten (S. 139)!

Das Hydrolat ist für unruhige Babys und hyperaktive Kinder gut geeignet: Sie sollten vier Wochen lang jeden Tag einen Teelöffel Hydrolat auf ein Glas Wasser oder ein Fläschchen Tee trinken. Schüler, die regelmäßig von Lernblockaden und Prüfungsangst geplagt sind, profitieren auch von diesem Beruhigungstrunk (ein bis zwei Wochen vor den Prüfungen starten!). Bei mit Alkohol konservierten Hydrolaten (meistens mit 13–15 %) können Sie den Alkoholgehalt gegebenenfalls durch leichtes Erwärmen und kurzes Stehenlassen verringern.

Wirkt bei Kindern: entzündungshemmend, angstlösend und beruhigend

Hilft Ihrem Kind:

- nach traumatischen Erlebnissen und anderen erschreckenden Situationen, nach Albträumen
- in angespannten Situationen, z. B. vor Prüfungen und Vorstellungsgesprächen
- fördert das Loslassen, insbesondere bei verkrampfender Atemmuskulatur (was sich auf die psychische Empfindlichkeit auswirken kann)
- als Gesichtswasser bei Akne (auch 1:1 mit Rosenhydrolat gemischt) und als Grundlage von Akne-Roll-ons

Pfefferminzhydrolat

Mentha x piperita

Dieses Hydrolat lernten wir bei einem Destillateur in Südfrankreich nach einem langen Nachmittag des Schneidens von Thymian kennen. Es war heiß, es war anstrengend, der Umgang mit der Sichel war beschwerlich. Die Ehefrau von Monsieur René servierte nach getaner Arbeit Brunnenwasser mit einem großzügigen Schuss Pfefferminzhydrolat. Das konnten sie damals nicht verkaufen – in anderen Destillerien wurde es weggeschüttet –, doch in seiner Familie hatte es sich als Anti-Hitze-Getränk etabliert. Auch zum Einsprühen des Gesichts und des Halsbereiches, vor allem bei hochsommerlichen Temperaturen im Auto, ist es grandios.

BEI BAUCHSCHMERZEN UND BLÄHUNGEN

Geben Sie drei bis fünf Esslöffel Pfefferminzhydrolat in 1 l Wasser und lassen Sie Ihr Kind nach und nach davon trinken.

Pfefferminzhydrolat hat ein frisches, zart minziges, etwas an Kaugummi erinnerndes Aroma. Es ist ein idealer Begleiter für Kinder, die zum Träumen neigen und mehr Klarheit benötigen, insbesondere auch vor Prüfungen.

Wirkt bei Kindern: juckreizstillend, schmerzlindernd, entkrampfend, erfrischend und kühlend

Hilft Ihrem Kind:

- bei juckender Haut
- bei Insektenstichen (evtl. als Eiswürfel eingefroren)
- bei Fieber (als Wadenwickel, dabei ist das Hydrolat dem Pfefferminzöl vorzuziehen)
- bei Zahn- und Zahnfleischproblemen (gurgeln)
- bei Bauchschmerzen und Blähungen
- bei unruhigen Träumen
- wenn es unter Prüfungsangst leidet

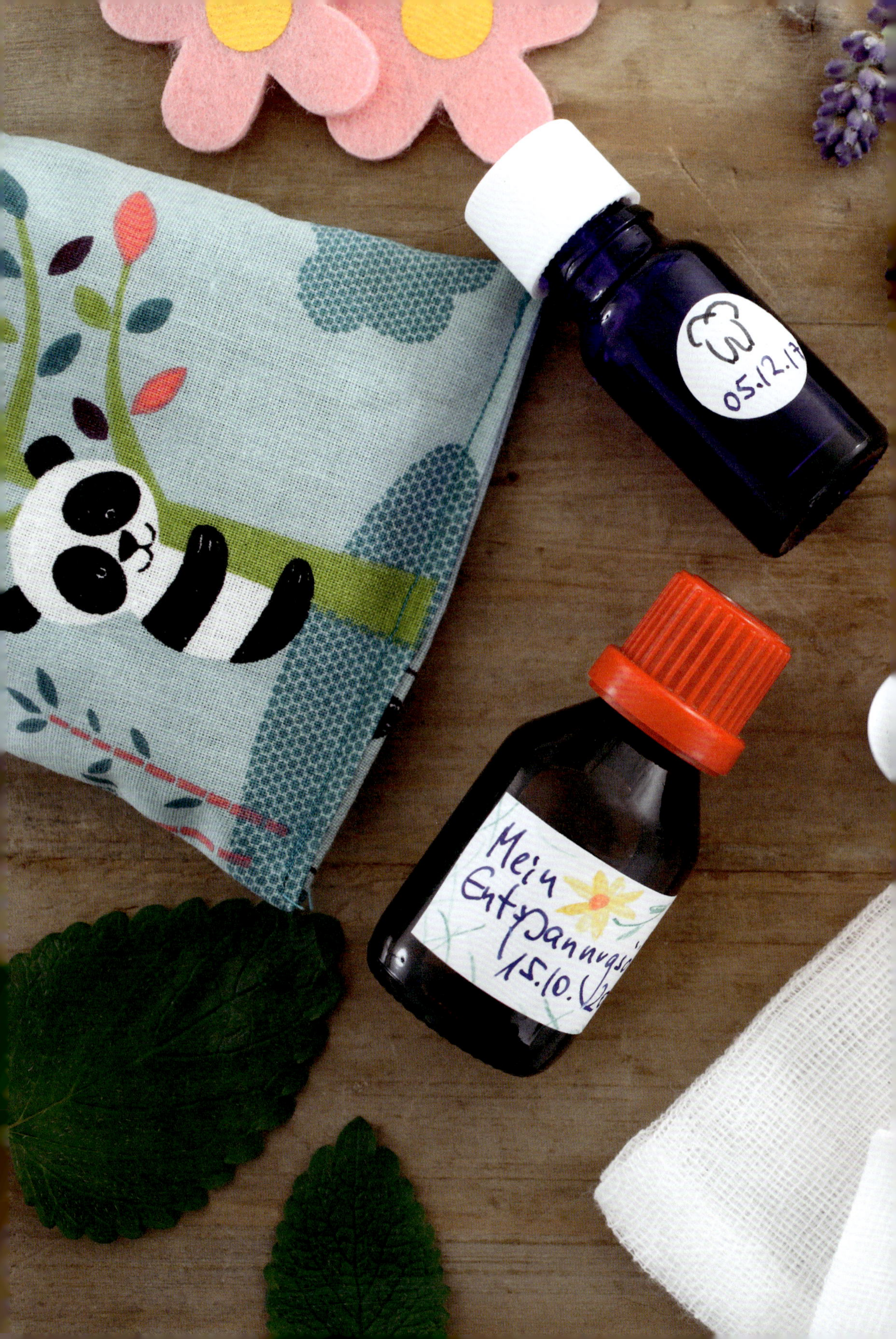
Mein

Die Rezepturen

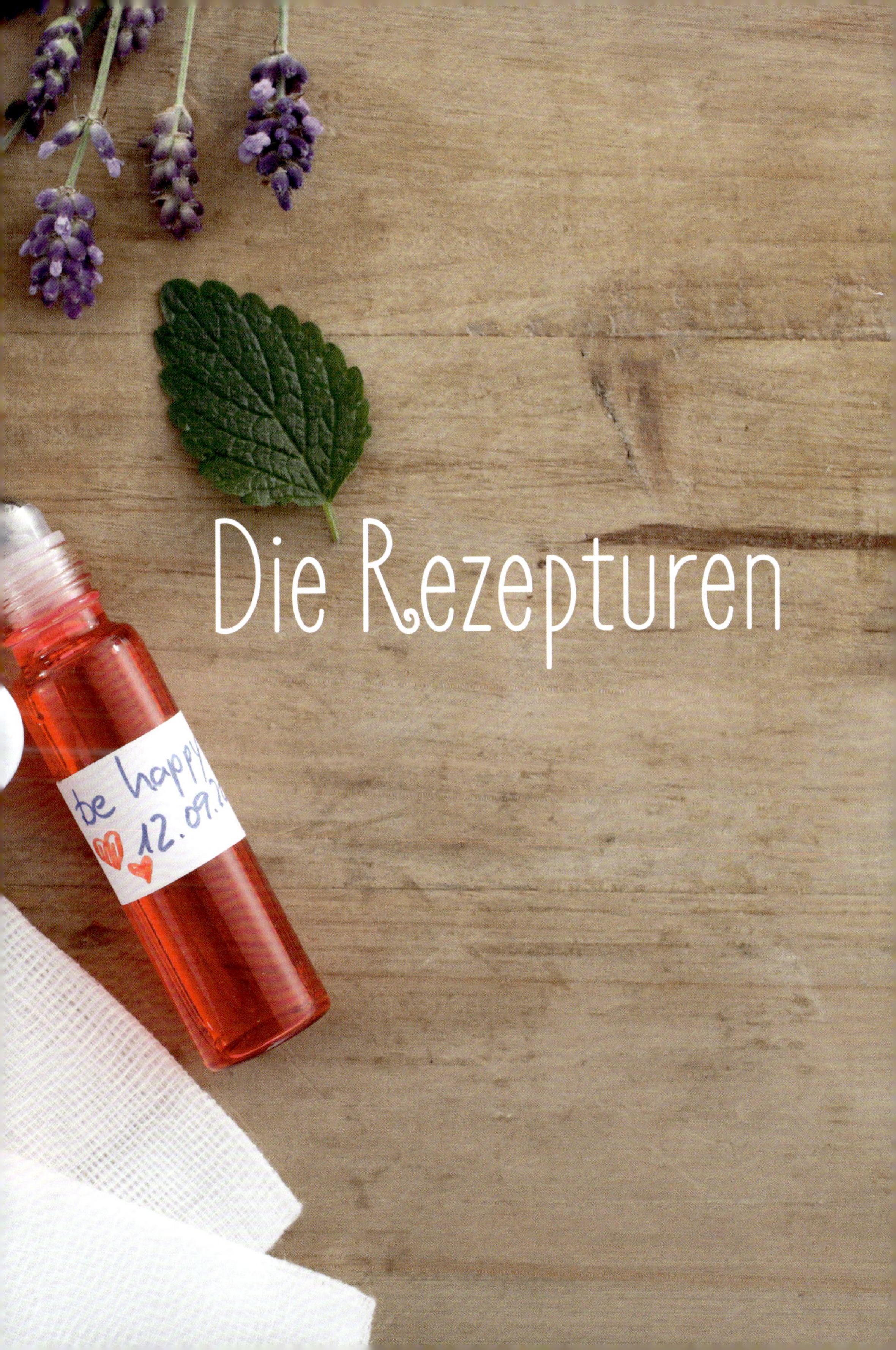

Schnupfen

Eines der ersten Symptome bei einer Erkältung ist der Schnupfen. Als besonders lästig wird er empfunden, wenn die Nase läuft – obwohl dies aus gesundheitlicher Sicht gut ist.

WENN DIE NASE LÄUFT: NASENBALSAM

Bei häufigem Schnäuzen kommt es oft zu einer geröteten, gereizten Haut rund um Nase und Mund. Ein Balsam pflegt die Haut und hält die Nase frei.

1 TL Sheabutter
1 💧 Benzoe Siam
Cremedöschen

- Die Sheabutter im Wasserbad schmelzen, das ätherische Öl hinzufügen, verrühren und in ein sauberes Döschen füllen.
- Den Balsam mehrmals täglich rund um die Nase auftragen.

SO WIRD DIE NASE FREI: NASENBALSAM

Eine verstopfte Nase ist nicht nur unangenehm, sondern kann zu anderen Beschwerden wie Ohrenschmerzen oder Nasennebenhöhlenentzündung führen.

1 EL Sheabutter oder Kokosöl
1 💧 / 2 💧 Cajeput
1 💧 / 2 💧 Ho-Blätter
Cremedöschen

- Sheabutter bzw. Kokosöl im Wasserbad (oder auf einem Heizkörper) schmelzen.
- Die ätherischen Öle hinzufügen, verrühren und in ein sauberes Döschen füllen.
- Mehrmals täglich rund um die Nase und auf die Wangenknochen auftragen.

DUFTE TASCHENTÜCHER

Damit das ungeliebte Schnäuzen für Kinder mit Wohlgefühl verbunden wird, können die Papiertaschentücher angenehm beduftet werden.

1 💧 Cajeput
1 💧 Benzoe Siam
1 Päckchen Papiertaschentücher

- Ein Papiertaschentuch aus der Mitte des Päckchens zur Hälfte herausziehen, die ätherischen Öle daraufgeben.
- Taschentuch wieder vorsichtig zurückschieben und das Päckchen verschließen.
- Nach etwa einer Stunde duften die restlichen Papiertaschentücher und können wie gewohnt verwendet werden.

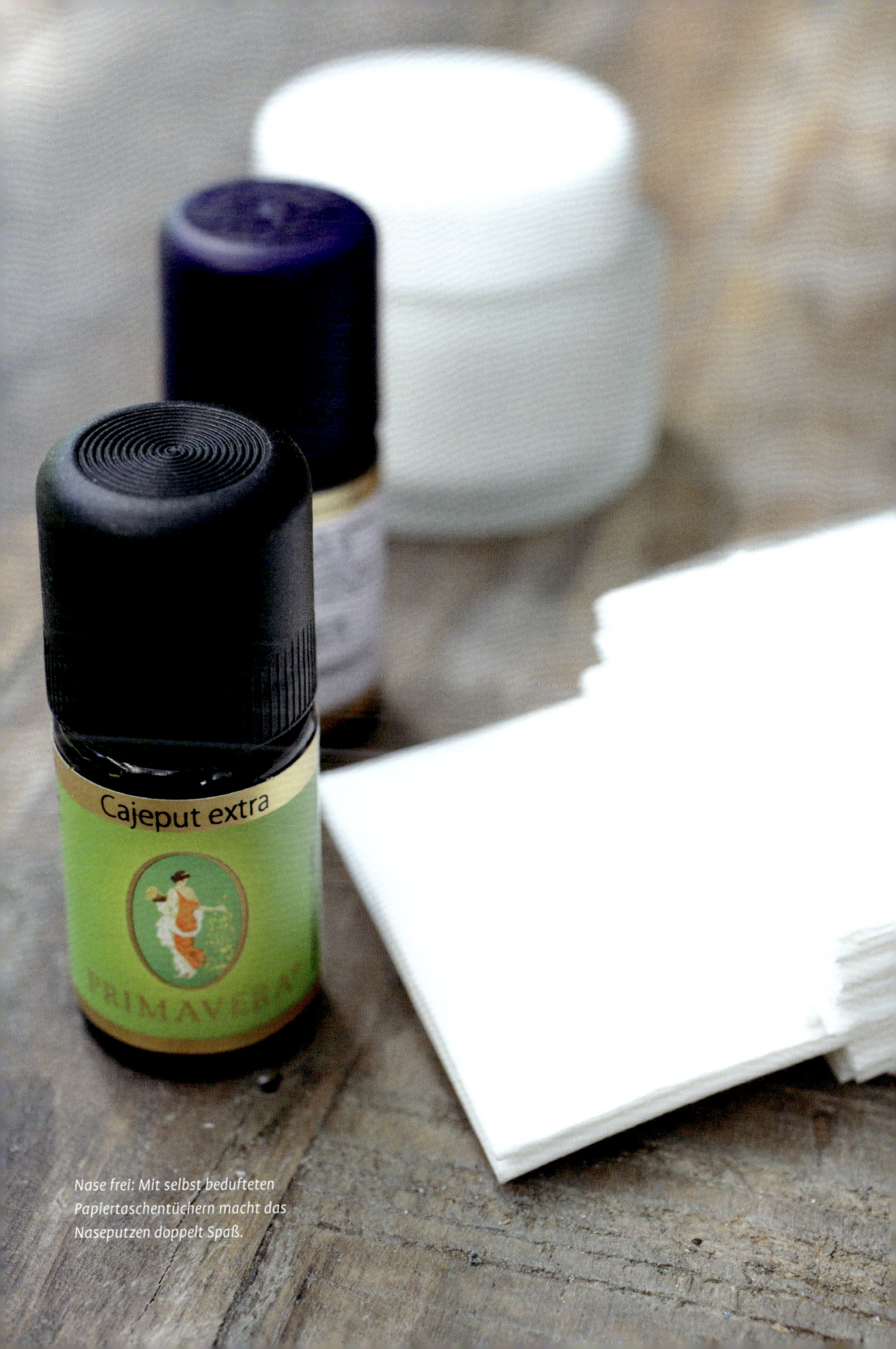

Nase frei: Mit selbst bedufteten Papiertaschentüchern macht das Naseputzen doppelt Spaß.

Ohrenschmerzen

Ohrenschmerzen können nicht nur extrem schmerzhaft sein, sie sind auch ein häufiger Grund für Antibiotikagaben. Folgende Rezepturen lindern die Schmerzen und wirken entzündungshemmend.

OHRKOMPRESSEN MIT ZWIEBELN

Die ätherischen Öle der Zwiebel wirken schmerzlindernd und entzündungshemmend.

1 kleine Zwiebel
1 💧 Cajeput
1 💧 Lavendel fein
Fingerschlauchverband oder saubere Baumwollsocke, Heilwolle, Stirnband oder Mütze

- Die Zwiebel in kleine Würfel schneiden, anschließend in einem Schälchen im Wasserbad erwärmen.
- Die ätherischen Öle dazugeben.
- Die Zwiebelwürfel in einen Fingerschlauchverband füllen (oder in eine saubere Baumwollsocke), die Enden zusammenbinden und hinter beide Ohren legen.
- Die Ohren zusätzlich mit Heilwolle und einem Stirnband oder einer Mütze abdecken, alles mindestens eine Stunde auf den Ohren lassen.

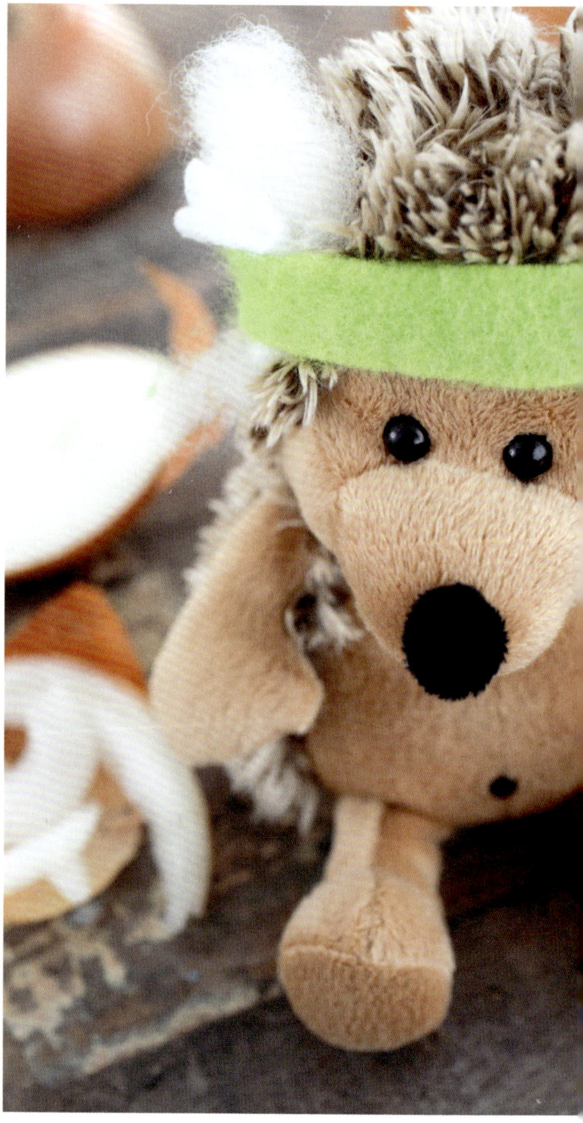

Erste Hilfe aus der Küche: Zwiebeln enthalten bakterienhemmende Riechmoleküle.

OHR-BALSAM

Mit etwas Heilwolle auf den Ohren und einem Stirnband kann die Wirkung des schmerzlindernden Balsams noch verstärkt werden.

1 TL Sheabutter
1 TL Johanniskrautöl
1 💧 / 1 💧 Kamille römisch
3 💧 / 5 💧 Cajeput
2 💧 / 2 💧 Lavendel fein
Cremedöschen

- Die Sheabutter im Wasserbad schmelzen.
- Das Johanniskrautöl und die ätherischen Öle hinzufügen, verrühren und in ein sauberes Döschen füllen.
- Den Balsam drei- bis viermal täglich hinter den Ohren sanft einmassieren.

DUFTE WATTE

Diese Anwendung lindert die Schmerzen und wärmt.

1 TL Johanniskrautöl
1 💧 Cajeput
1 💧 Ho-Blätter
Watte, Heilwolle, Stirnband

- Die ätherischen Öle in das Johanniskrautöl geben.
- Die Mischung auf zwei kleine Wattebäusche verteilen und vorsichtig in die Ohrmuschel (nicht in den Gehörgang) legen. Mit Heilwolle und Stirnband fixieren.

⊕ **Bitte beachten.** Träufeln Sie niemals ätherische Öle oder Ölmischungen direkt ins Ohr.

NÜTZLICHE HELFER
Sogenannter Fingerschlauchverband eignet sich hervorragend, um die Zwiebeln sauber zu „verpacken" und leicht hinter dem Ohr zu platzieren. Die Heilwolle wird zum Wärmen für Wickel und Auflagen genutzt. Sie kann z. B. auch bei Halsschmerzen unter den Schal gelegt werden. Stilleinlagen aus Wolle sind auch geeignet. Die Hilfsmittel bekommen Sie in der Drogerie oder Apotheke (siehe auch S. 139).

Halsschmerzen

Halsschmerzen treten häufig aufgrund eines viralen Infekts auf und verschlimmern sich rasch. Das Schlucken wird beschwerlich und schmerzt. Pflanzenöle können den Hals „schmieren".

GURGELSALZ

Die ätherischen Öle im Salz verbessern den Geschmack und lindern die entzündlichen Beschwerden.

100 g Salz
5 ml Sanddornfruchtfleischöl (optional)
2 Zitrone
1 Manuka
verschließbares Glas

- Alles zusammen in einem Gefäß verschütteln.
- Einen halben Teelöffel dieser Mischung in ein halbes Glas lauwarmes Wasser geben und damit 1–2 Minuten gurgeln. Die Lösung wird anschließend ausgespuckt.

KALT ODER WARM?
Ob bei Halsschmerzen kalte oder warme Getränke besser sind, hängt tatsächlich vom persönlichen Empfinden ab. Unserer Erfahrung nach bevorzugen Kinder eher lauwarme statt eiskalte Getränke.

RACHENPFLASTER

Kokosöl wirkt antiviral und, genau wie das kostbare Sanddornfruchtfleischöl, kühlend und beruhigend auf die Schleimhäute. Hilft bei Schluckbeschwerden.

45 g Kokosöl
5 ml Sanddornfruchtfleischöl
verschließbares Glas

- Das Kokosöl im Wasserbad schmelzen und mit dem Sanddornfruchtfleischöl vermischen.
- Die Mischung abfüllen und verschließen.
- Von dieser Mischung mehrmals täglich eine erbsengroße Menge langsam im Mund zergehen lassen und schlucken.

Balsam für den Rachen: Sanddornfruchtfleischöl im Gurgelsalz beruhigt die Schleimhäute.

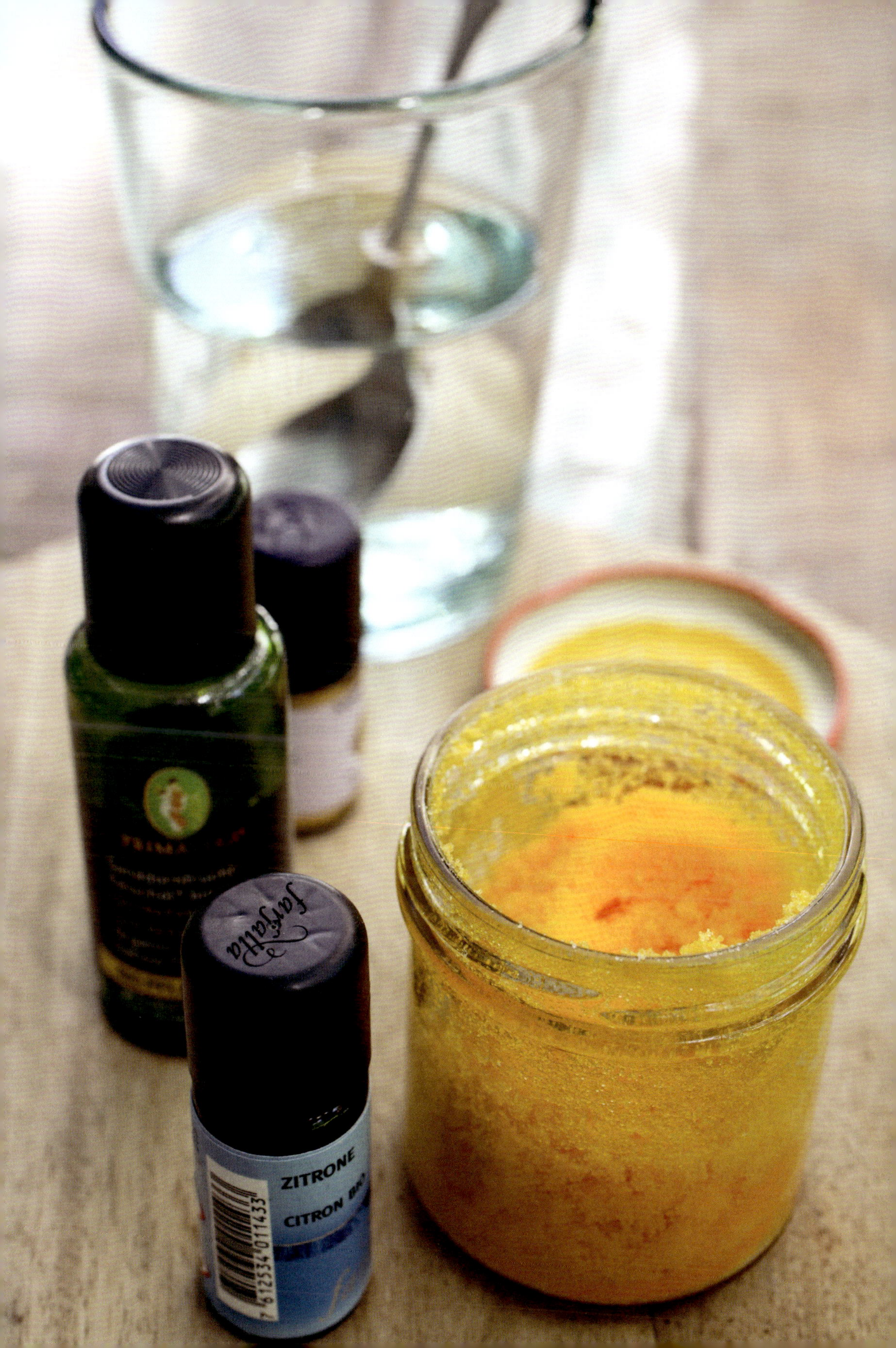
farfalla
ZITRONE
CITRON

Husten

Husten ist eine nützliche „Erfindung" der Natur: Er befördert festsitzenden Schleim samt Krankheitserregern aus den Bronchien, damit die Atemwege frei werden. Manchmal jedoch ist Husten einfach nur lästig und schmerzhaft oder der Schleim sitzt so fest, dass er sich selbst bei heftigem Husten nicht löst.

EINREIBUNG BEI REIZHUSTEN

Typisch für diese Art von Husten ist, dass er in der Nacht kommt. Kaum liegt das Kind im Bett, wird es von einem trockenen Husten geplagt.

1 TL Olivenöl
1 Atlaszeder
1 Benzoe Siam

- Alles mischen und Brust und Rücken damit einreiben.
- Mit feuchten Tüchern neben dem Bett kann für Luftfeuchtigkeit gesorgt werden.

BRUSTÖL „SANFT LOSLASSEN"

Plagt der Husten unaufhörlich, sodass das Kind auch über Schmerzen im Brustraum klagt, können entkrampfende, entzündungshemmende und beruhigende ätherische Öle Linderung verschaffen.

50 ml Johanniskrautöl (oder Olivenöl)
2 / 4 Atlaszeder
2 / 2 Mandarine rot
2 / 2 Lavendel fein
2 / 4 Cajeput

- Alle ätherischen Öle in das Johanniskrautöl geben und schwenken.
- Dreimal täglich Brust und Rücken damit einreiben.

SCHLEIMLÖSENDES BRUSTÖL BEI BRONCHITIS

Sitzt das Sekret fest, können ätherische Öle auf sanfte Weise helfen, die Konsistenz des zähen Schleimes zu verflüssigen, sodass er besser abgehustet werden kann.

50 ml Johanniskrautöl (oder Olivenöl)
2 / 4 Cajeput
2 / 2 Benzoe Siam
3 / 3 Lavendel fein
0 / 2 Fichtennadel
0 / 3 Thymian Linalool

- Alle ätherischen Öle in das Johanniskrautöl geben und schwenken.
- Dreimal täglich Brust und Rücken damit einreiben.

Tipp: Trinken ist zum Schleimlösen sehr wichtig. Daher viel trinken, am besten lauwarmen Tee, z. B. Bio-Thymiantee.

VORSICHT BEI SÄUGLINGEN
Alle ätherischen Öle enthalten schleimlösende Inhaltsstoffe, sogar das milde Mandarinenöl. Da Säuglinge erst das Abhusten lernen müssen, kann eine schleimlösende Wirkung zum Problem werden. Kinder lernen husten, wenn sie öfter einen Husten durchmachen sowie durch die Stärkung der Muskulatur im Brustkorb, indem sie sich aufrichten, krabbeln und schließlich laufen lernen.

Fieber

Wenn ihr Kind Fieber hat, ist dies ein Zeichen für eine gut funktionierende, körpereigene Abwehr. Die genannten Rezepturen senken das Fieber nicht, sondern wirken beruhigend.

BERUHIGENDE PULSWICKEL

Rosen- und Lavendelhydrolat wirken leicht erfrischend, ohne zu stark zu kühlen, und beruhigen.

2 EL Rosen- oder Lavendelhydrolat
2 Baumwolltüchlein, je ca. 10 x 5 cm

- Jeweils einen Esslöffel Hydrolat auf die beiden Baumwolltüchlein geben und an beiden Armen am Puls auflegen.
- Wenn sie erwärmt sind, abnehmen, einige Minuten bei Raumtemperatur liegen lassen und wieder auflegen.

BERUHIGENDE STIRNKOMPRESSE

Diese Kompresse wirkt leicht kühlend und angenehm beruhigend auf das fiebernde Kind und darf schon bei den Allerkleinsten angewendet werden.

1 EL Rosen- oder Lavendelhydrolat
1 Baumwolltüchlein, ca. 10 x 5 cm

- Das Hydrolat auf das Tuch geben und auf die Stirn auflegen, bis das Tuch erwärmt ist.
- Tuch einige Minuten bei Raumtemperatur liegen lassen und bei Bedarf wieder auflegen.

FIEBER MÖGLICHST AUSHALTEN
Durch die erhöhte Körpertemperatur werden Viren und Bakterien ausgebremst, da diese die „hohen" Temperaturen nicht sonderlich gut vertragen. Versuchen Sie also nicht, das Fieber sofort und schnell zu senken, sondern begleiten Sie Ihr Kind. Bieten Sie ihm genügend Flüssigkeit an und beobachten Sie es genau. Erst bei extremer Verschlechterung des Befindens wird das Fieber mit leicht kühlenden Wickeln oder gar Medikamenten gesenkt.

Infektanfälligkeit

In der Kindergartenzeit wird das Immunsystem stark gefordert und trainiert. Einige Kinder sind nun aufgrund der vielen unbekannten Krankheitskeime ständig erkältet. Mit einem abendlichen Fußeinreibe-Ritual können Sie dem Immunsystem unter die Arme greifen.

FUSSMASSAGEÖL „STARK WIE EIN BÄR“

Durch wohltuende, wärmende Berührungen und Streichungen wird die Wirkung der Abwehr-Öle noch verstärkt.

50 ml Johanniskrautöl
2 Tropfen Angelikawurzel
2 Tropfen Lavendel fein
2 Tropfen Atlaszeder
2 Tropfen Ho-Blätter

- Die ätherischen Öle ins Johanniskrautöl mischen.
- Die Füße täglich vor dem Schlafengehen sanft damit massieren.

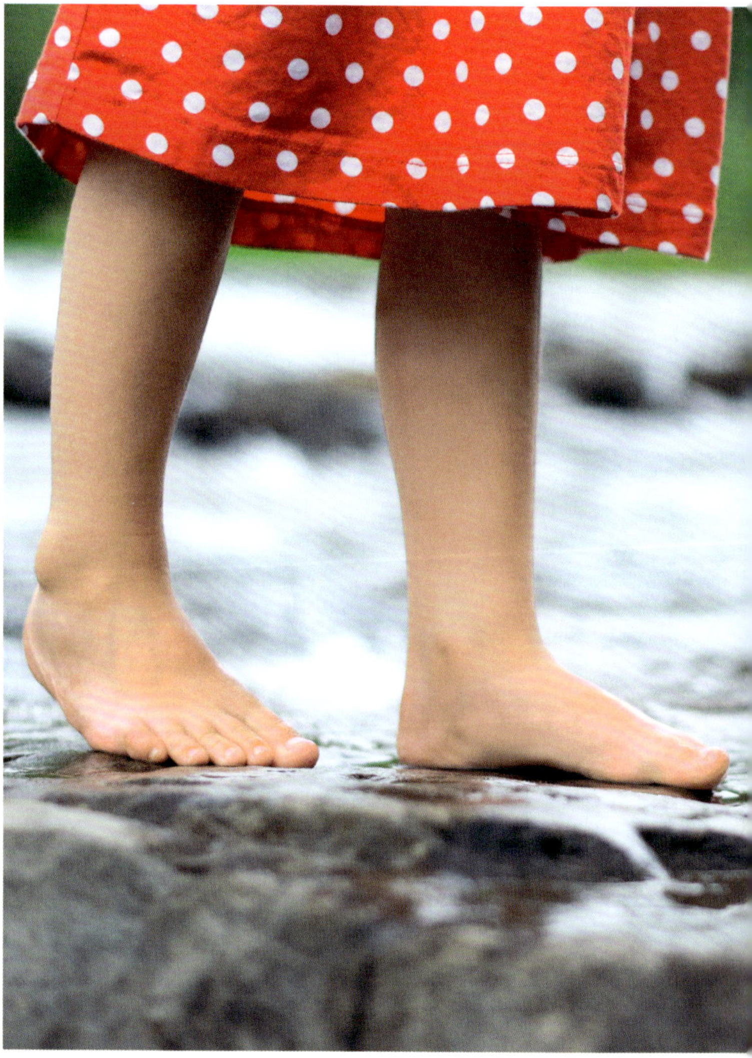

So schön Barfußgehen ist: Wenn die Füße zu kalt werden, droht ein Infekt.

Bindehautentzündung

Gerötete und juckende Augen können erste Anzeichen einer Bindehautentzündung sein. Die meisten Kinder reiben dann ihre Augen, was zur Ausbreitung der Bakterien und einer erhöhten Ansteckungsgefahr führt.

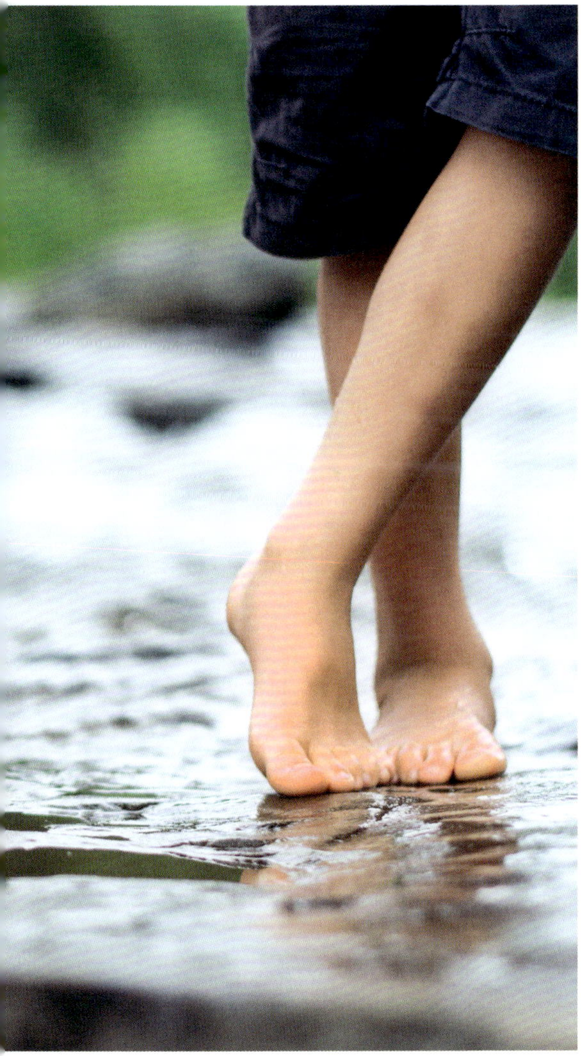

AUGENKOMPRESSE MIT ROSENDUFT

Augenauflagen mit Rosenhydrolat bringen rasch Linderung. Sie wirken entzündungshemmend, kühlend und juckreizstillend.

Rosenhydrolat (ohne Alkohol)
Wattepad

- Das Rosenhydrolat auf ein Wattepad sprühen und für ein paar Minuten auf das geschlossene Auge legen.
- Kann mehrmals am Tag wiederholt werden.

⊕ Bitte beachten: Verwenden Sie unbedingt ein Rosenhydrolat ohne Alkohol. Es sollte vor maximal zwei Monaten geöffnet worden sein oder mit augenärztlich für verträglich befundenem Rettichwurzelextrakt (Leuconostoc/Leucidal) konserviert worden sein.

Juckreiz und Hautausschlag

Nicht immer weiß man, warum die Haut juckt oder gereizt ist. Manchmal kommt die Störung plötzlich und ohne ersichtlichen Grund und verschwindet genauso schnell wieder. Einige Öle können schnell Linderung verschaffen.

KÖRPERÖL GEGEN JUCKREIZ

Diese Mischung beruhigt die Haut, lindert den Juckreiz und pflegt die Haut.

25 ml Jojobaöl
25 ml Nachtkerzenöl
3 Karottensamen
3 Manuka
2 Melisse 10 % (siehe S. 139)
2 Lavendel fein oder Rosengeranie
saubere verschließbare Flasche (50 ml)

- Jojoba- und Nachtkerzenöl in einer Flasche mischen.
- Die ätherischen Öle dazugeben.
- Die betroffenen Hautpartien damit einreiben.
- Vorher mit Rosenhydrolat einsprühen verstärkt die beruhigende Wirkung.

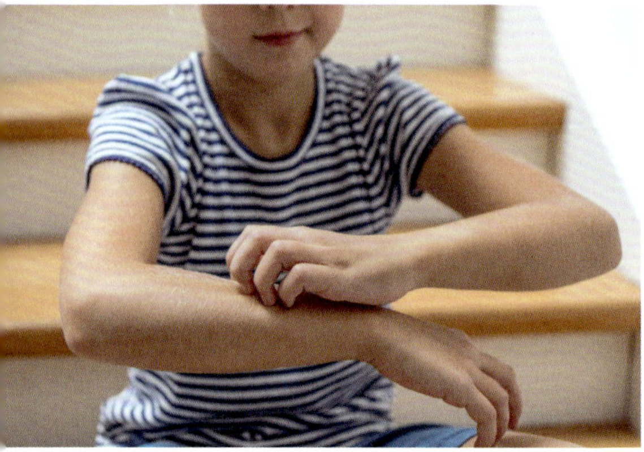

Zum Aus-der-Haut-Fahren: Gegen Juckreiz helfen beruhigende Öle.

KÖRPERÖL FÜR EMPFINDLICHE HAUT

Manche Kinder haben eine sehr sensible Haut. Sie benötigt eine besonders sanfte Pflege.

50 ml Mandelöl
3 Ho-Blätter
3 Benzoe Siam
2 Karottensamen

- Die ätherischen Öle ins Mandelöl geben und vermischen.
- Die empfindliche Haut damit einreiben.

HAARWASSER

Dieses duftende Haarwasser lindert den Juckreiz auf der Kopfhaut, ohne die Haare fettig zu machen.

50 ml Melissenhydrolat
2 Lavendel fein
2 Teebaum
2 Atlaszeder
Sprühflasche (50 ml)

- Die ätherischen Öle mit dem Hydrolat in eine Sprühflasche geben.
- Da sich Öl und Hydrolat nicht vermischen, die Flasche vor jeder Anwendung gut schütteln.
- Die Kopfhaut sparsam bei Bedarf damit einsprühen.

Verbrennungen

Immer wieder kann es im Haushalt zu kleineren Verbrennungsunfällen kommen. Diese können mithilfe ätherischer Öle erstversorgt werden. Schwere Verbrennungen mit Blasenbildung und offener Haut gehören natürlich immer in die Hände eines Arztes!

LAVENDEL-EISWÜRFEL

Kalte Auflagen mit Lavendelhydrolat wirken schmerzlindernd und entzündungshemmend.

100 ml Lavendelhydrolat
Eiswürfelbeutel oder -behälter

- Das Lavendelhydrolat pur in Eiswürfelbeuteln oder -behältern einfrieren.
- Bei Bedarf einen Eiswürfel zum Kühlen der betroffenen Stelle herausnehmen.

NOTFALLÖL

Lavendelöl ist eines der wenigen ätherischen Öle, welches bei Verbrennungen pur angewendet werden kann. Es lindert Schmerzen und fördert die Regeneration der Haut.

1 💧 Lavendel fein

- Lavendelöl auf die betroffene Hautstelle geben.

⊕ Bitte beachten: Das ätherische Lavendelöl sollte in diesem Fall nicht älter als ein Jahr (nach Anbruch der Flasche) sein.

HAUTÖL BEI LEICHTEN VERBRENNUNGEN

Nach dem Abklingen der akuten Verbrennung freut sich die Haut über weitere heilende Pflege.

10 ml Johanniskrautöl
5 💧 / 5 💧 Lavendel fein
0 💧 / 2 💧 Pfefferminze

- Die ätherischen Öle in das Johanniskrautöl geben und die betroffenen Stellen damit betupfen.

ERSTE HILFE
Kühlen Sie zuerst die leichte Verbrennung, z. B. mit den Lavendelhydrolat-Eiswürfeln. Nach dem Abklingen der ersten Beschwerden können Sie das Hautöl verwenden.

Sonnenbrand

Insbesondere im Frühjahr wird die Kraft der Sonne häufig unterschätzt und es kommt zum Sonnenbrand mit geröteter, unangenehm angespannter und brennender Haut. Schwerer Sonnenbrand muss dem Arzt vorgestellt werden.

SONNENSTRAHLEN-HAUTPFLEGEÖL

Bei der sonnenverwöhnten Haut oder nach zu langem Sonnenbaden braucht die Haut eine besonders regenerierende Pflege.

50 ml Aloe-Vera-Mazerat
10 Tropfen Sanddornfruchtfleischöl
10 💧 Lavendel fein
2 💧 Karottensamen

- Alle Zutaten mischen und die Haut des Kindes nach dem Sonnenbad damit pflegen.

ⓘ Tipp: Kühles, auf die Haut aufgesprühtes Lavendelhydrolat bringt zusätzlich schnelle Linderung.

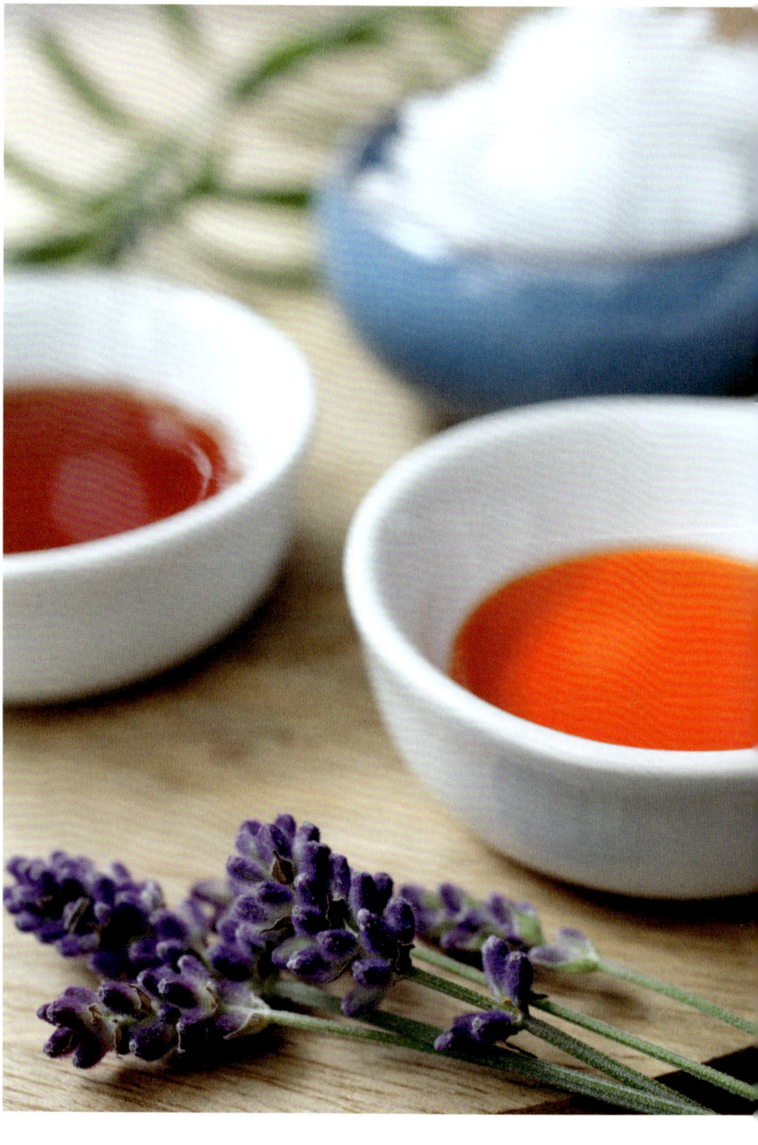

Bei Sonnenbrand ist baldiges Kühlen wichtig, danach können fette Öle den Heilungsprozess einleiten.

Insektenstiche

So hübsch wie Bienchen und Käfer auch anzuschauen sind, wenn sie zwicken, stechen oder beißen, ist der Spaß vorbei. Auch wächst die Angst vor Zecken und deren gesundheitlichen Risiken. Viele Plagegeister können mit Naturdüften wie Citronella, Zitroneneukalyptus und Rosengeranie abgewimmelt werden.

KÖRPERBALSAM „ZECKENSCHRECK“

Zecken übertragen immer öfter ansteckende Krankheiten wie Borreliose oder die Frühsommer-Meningoenzephalitis (FSME). Der Geruch von Laurinsäure hält sie fern. Große Mengen davon sind im Kokosöl enthalten.

100 g Kokosöl
4 / 8 Zitroneneukalyptus
2 / 4 Atlaszeder
2 / 4 Lavendel fein
1 / 2 Rosengeranie
1 / 2 Manuka
verschließbares Glas

- Das Kokosöl in einem Glas im Wasserbad oder auf der warmen Heizung erwärmen, bis es flüssig ist.
- Die ätherischen Öle dazugeben, das Glas verschließen und 1–2 Minuten schütteln. Vor der Anwendung abkühlen lassen.
- Den Balsam vor dem Spielen auf die freien, gefährdeten Hautpartien auftragen.

KOMPRESSE BEI ENTZÜNDLICHEN, GESCHWOLLENEN INSEKTENSTICHEN

Kühlende Auflagen lindern den Juckreiz, wirken abschwellend und schmerzlindernd.

10 ml Wodka, Weizenkorn oder Apfelessig
2 / 2 Cajeput
2 / 2 Lavendel fein
0 / 1 Pfefferminze
Baumwolltüchlein, ca. 10 x 10 cm

- Alle Zutaten in einem kleinen Schälchen mischen.
- Die Mischung auf ein Tüchlein geben und für etwa 20 Minuten auf die betroffene Stelle legen.

WENN IHR KIND DOCH EINE ZECKE HAT
Bitte entfernen Sie die Zecke mit einer Zeckenkarte oder Pinzette vollständig, ohne sie dabei zu quetschen. Danach – und wirklich erst danach – kann man einen Tropfen sehr frisches und qualitativ hochwertiges Nelkenknospenöl (Bezugsquelle S. 139) mit einem Wattestäbchen auftupfen. Bei kleineren Kindern bis vier Jahren sollte man zwei Tropfen Nelkenknospenöl mit 2 ml Johanniskrautöl verdünnen und auftupfen.

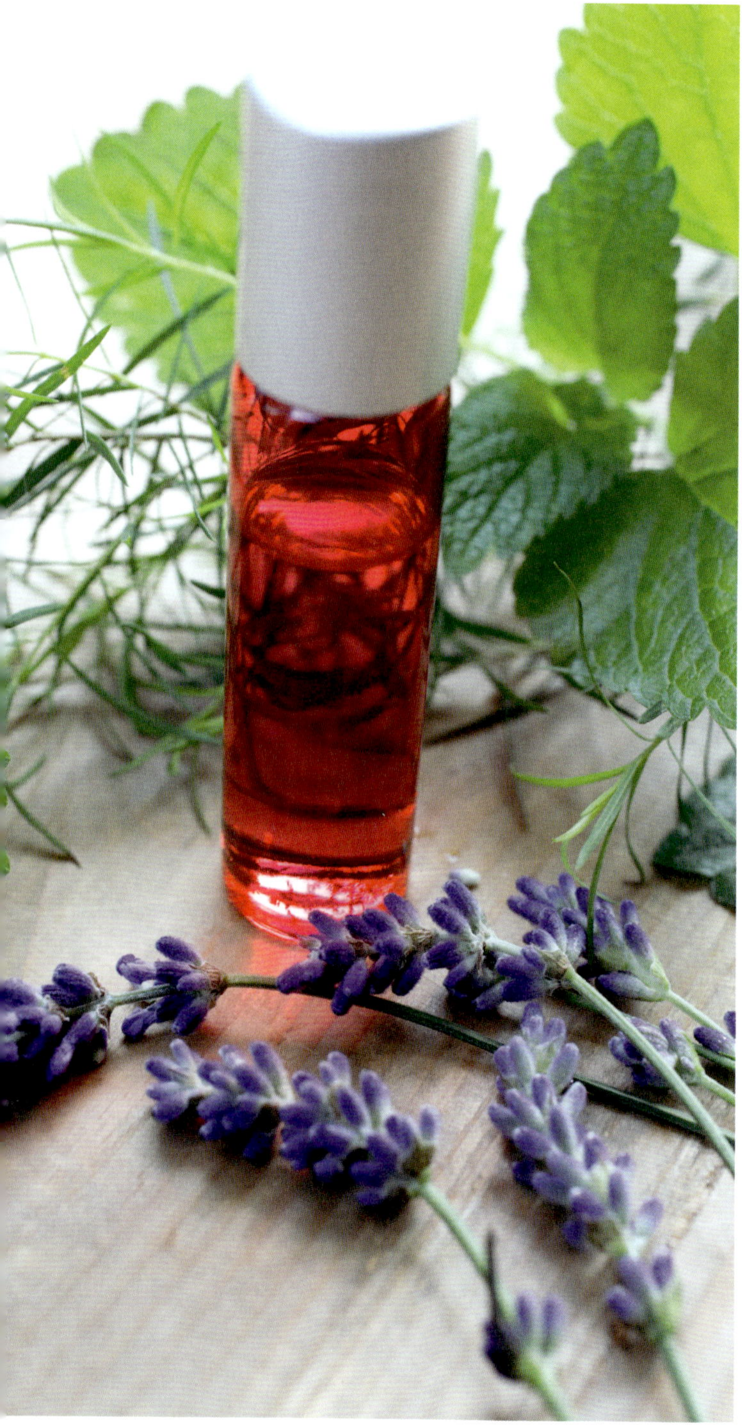

JUCK-WEG-ROLL-ON

Die Mischung stillt den Juckreiz, wirkt kühlend und entzündungshemmend. Im Roll-on passt sie in die Handtasche und gehört in die Hausapotheke.

10 ml Wodka oder Jojobaöl
1 / 1 / 5 Lavendel fein
1 / 1 / 3 Manuka
1 / 2 / 2 Melisse
0 / 0 / 2 Pfefferminze
Roll-on

- Alle Zutaten in eine Roll-on-Flasche geben.
- Vor jedem Gebrauch gut schütteln.
- Bei Bedarf über die juckenden Stellen rollen.

Tipp: Die Lavendel-Eiswürfel von S. 69 kühlen geschwollene Insektenstiche und beruhigen den Juckreiz ebenfalls.

Roll-ons sind praktisch, da sie bereits von Kleinkindern bei Bedarf aufgetragen werden können.

Ekzeme und Neurodermitis

„Mama es juckt so!" – das bekommen Eltern von an Neurodermitis erkrankten Kindern täglich zu hören. Eine möglichst gut verträgliche, juckreizstillende Hautpflege lindert die Beschwerden.

LEICHTES WOHLFÜHL-HAUTPFLEGEÖL

Die γ-Linolensäure in Hanf- und Nachtkerzenöl lindert den Juckreiz und bringt die Haut ins Gleichgewicht.

25 ml Hanföl oder Nachtkerzenöl
25 ml Jojobaöl
3 Cistrose
3 Lavendel fein
3 Karottensamen
verschließbares Glas oder Flasche (50 ml)

- Die ätherischen Öle mit dem Hanf- und Jojobaöl mischen.
- Die betroffenen Hautpartien ein- bis zweimal täglich damit einreiben.

PFLEGE MIT BLICK AUF DIE JAHRESZEIT

Bei der Hautpflege sollten Sie auch das Wetter berücksichtigen: Wenn im Herbst und Winter die Luft draußen kalt und drinnen von der Heizung sehr trocken ist, benötigt die Haut eine stärker fettende Pflege als im Sommer.

Das Wohlfühl-Hautpflegeöl ist etwas „leichter" und wird auch im Sommer gut angenommen. Im Winter eignet sich der „Shea-Balsam für winterzarte Haut" besser, da er reichhaltiger ist.

Und auch auf die Konsistenz kommt es an: Wichtig ist, dass Ihr Kind sich mit der Hautpflege wohlfühlt: Manche Kinder mögen eincremen lieber, andere einölen oder auch einsprühen.

SHEA-BALSAM FÜR WINTERZARTE HAUT

Sheabutter, entzündungshemmende und juckreizstillende ätherische Öle sowie hautregenerierendes Sanddornfruchtfleischöl ergeben eine reichhaltige Hautpflege für den Winter.

30 g Sheabutter
10 g Kokosöl
10 ml Hagebuttenkernöl
5 Tropfen Sanddornfruchtfleischöl
2 Manuka
2 Cistrose
2 Lavendel fein
verschließbares Glas

- Das Kokosöl mit der Sheabutter zusammen in ein verschließbares Glas geben und im Wasserbad oder auf der warmen Heizung schmelzen.
- Wenn sie flüssig sind, die ätherischen Öle und das Sanddornfruchtfleischöl dazugeben.
- Das Glas sorgfältig verschließen und 1–2 Minuten schütteln, dann abkühlen lassen.
- Die juckenden Hautstellen mit dem Balsam einreiben.

Tipp: Neurodermitisch geplagte Haut kann mit γ-Linolensäure-haltigen Pflanzenölen auch von innen behandelt werden. Im Naturkosthandel und in Apotheken können Sie Nachtkerzenöl-Kapseln zum Einnehmen kaufen.

Kleine Kapseln, große Wirkung: So hält das sehr empfindliche Nachtkerzenöl länger als in der Flasche.

KUSCHELWEICH-BADESALZ

Diese Meersalzmischung entspannt sowohl Haut als auch Seele und lindert den Juckreiz. Das Jojobaöl pflegt zusätzlich und hinterlässt ein eingecremtes Hautgefühl.

200 g Meersalz
5 EL Jojobaöl
5 Cistrose
5 Lavendel fein
5 Rosengeranie
5 Karottensamen
verschließbares Glas

- Das Meersalz in ein großes, verschließbares Glas geben.
- Die ätherischen Öle erst mit dem Jojobaöl in einer kleinen Schale mischen, diese Mischung dann über das Meersalz gießen und gut verrühren.
- Pro Vollbad werden drei bis vier Esslöffel Badesalz benötigt.

ERFRISCHENDES KÖRPERSPRAY

Das Körperspray kühlt leicht die Haut und lindert dadurch den Juckreiz. Es kann auf die Haut aufgesprüht werden, wenn das Gefühl, kratzen zu müssen, übermächtig wird.

20 ml / 20 ml Rosenhydrolat
20 ml / 20 ml Lavendelhydrolat
0 ml / 10 ml Teebaumhydrolat oder
0 ml / 10 ml Pfefferminzhydrolat
Sprühflasche (50 ml)

- Die Hydrolate in einer Sprühflasche mischen.
- Bei Bedarf auf die betroffenen Hautstellen sprühen.

ALOE-VERA-GEL „DAS JUCKT MICH NICHT!“

Das feuchtigkeitsspendende Aloe-Vera-Gel lindert den Juckreiz, kühlt und pflegt die Haut. Diese Mischung ist perfekt, wenn Ihr Kind weder Öl noch Creme mag.

50 ml Aloe-Vera-Gel (Bezugsquelle S. 139)
1 / 2 Bergamottminze
2 / 4 Cistrose
2 / 4 Lavendel fein
verschließbares Glas, Spatel

- Die ätherischen Öle mit dem Aloe-Vera-Gel in einem Glas mischen.
- Die gewünschte Menge immer mit einem sauberen Spatel entnehmen und ein- bis zweimal täglich auf die betroffenen Hautstellen auftragen.

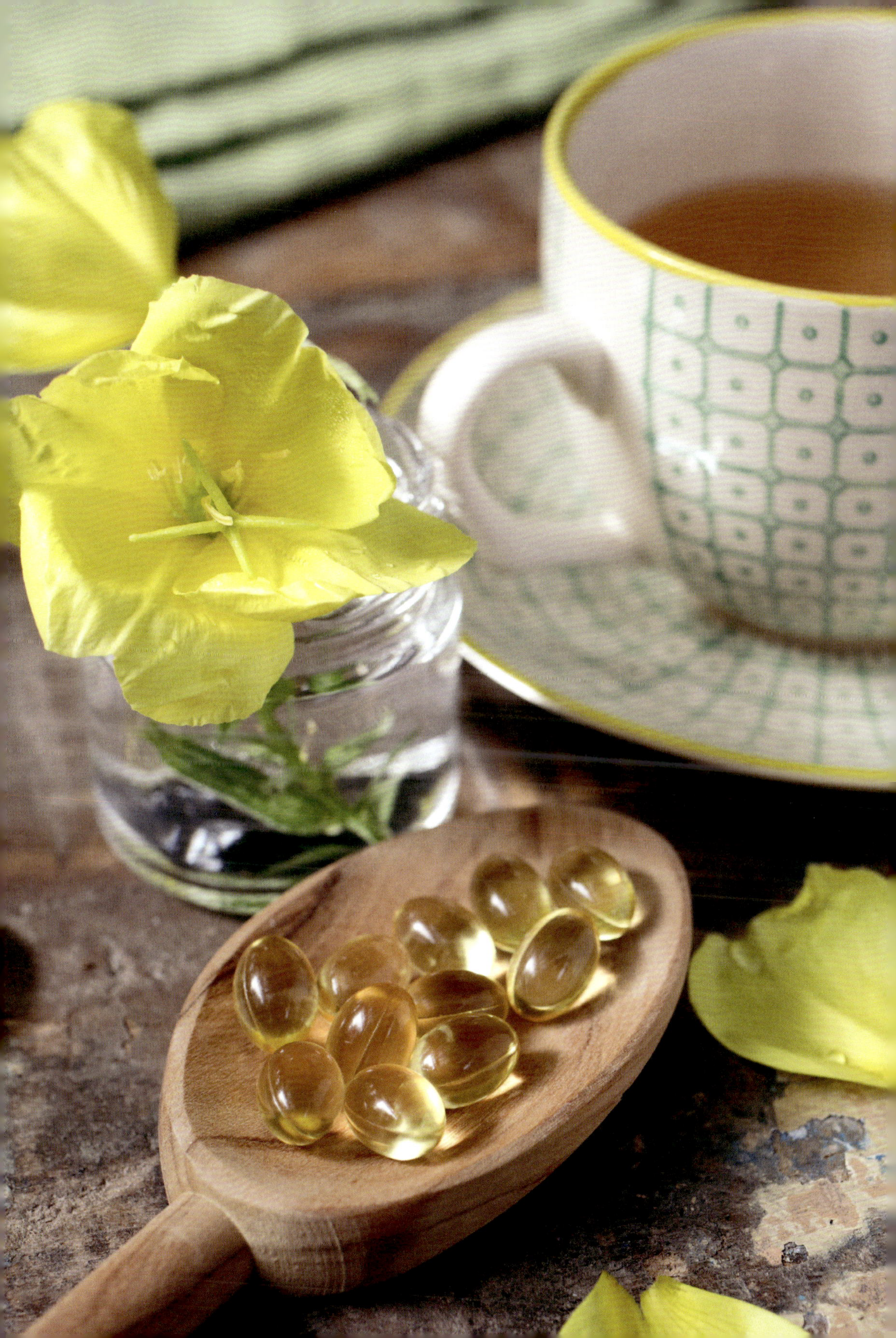

Neugeborenen-Akne

Mit diesem Anblick haben Sie sicherlich frühestens zur Pubertät gerechnet: Die vielen Pickelchen dieser Art der Akne zeigen sich meist ganz plötzlich zwischen dem dritten und dem sechsten Lebensmonat. Sie ist allerdings völlig harmlos und bei der Hautpflege gilt: Weniger ist mehr!

ROSENHYDROLAT-HAUTPFLEGESPRAY

Rosenhydrolat wirkt juckreizstillend, entzündungshemmend und leicht kühlend.

Rosenhydrolat
Wattepad oder Baumwolltüchlein

- Das Rosenhydrolat auf ein Wattepad oder Baumwolltüchlein sprühen und die betroffenen Hautstellen vorsichtig damit abtupfen.

GESICHTSPFLEGEÖL

Diese Ölmischung wirkt entzündungshemmend und pflegt die empfindliche Gesichtshaut des Babys.

10 ml Calendulaöl
1 Ho-Blätter
1 Manuka

- Die ätherischen Öle in das Calendulaöl geben und die Pickelchen damit betupfen.

TIPP FÜR STILLENDE MÜTTER
Sie können die Pickelchen auch mit Muttermilch betupfen.

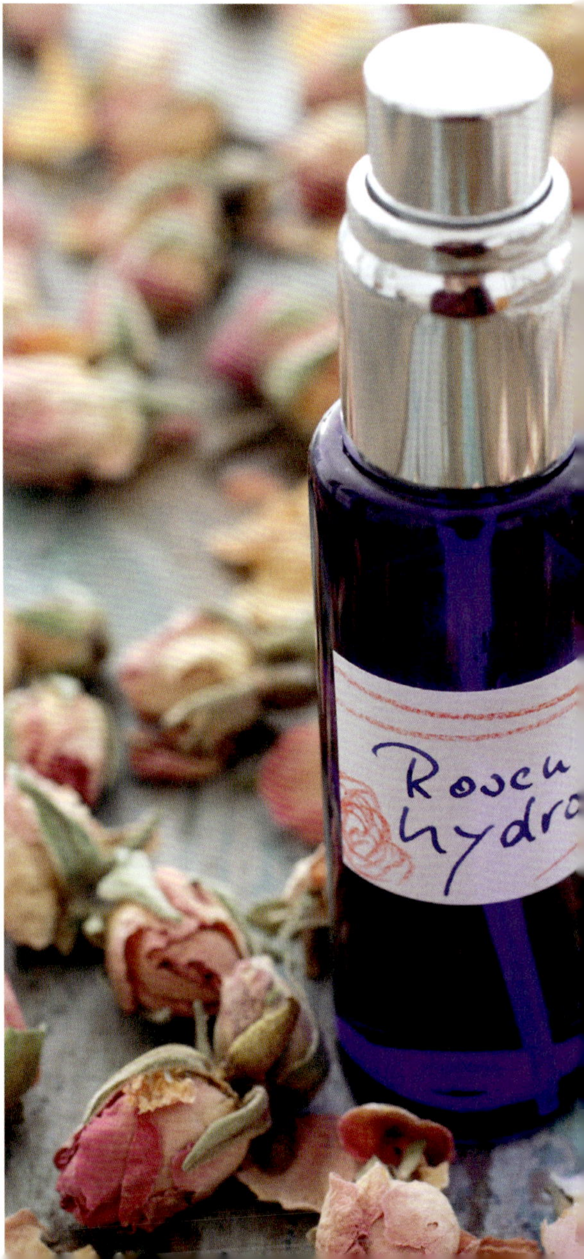

Passend für viele Fälle: ein pflegendes und beruhigendes Blütenwasser.

Milchschorf

Der gelblich-krustige Belag auf der Kopfhaut ist in den meisten Fällen harmlos, kann jedoch zu Juckreiz und Entzündungen führen. Fette Pflanzenöle helfen, den Schorf sanft zu entfernen und Entzündungen vorzubeugen.

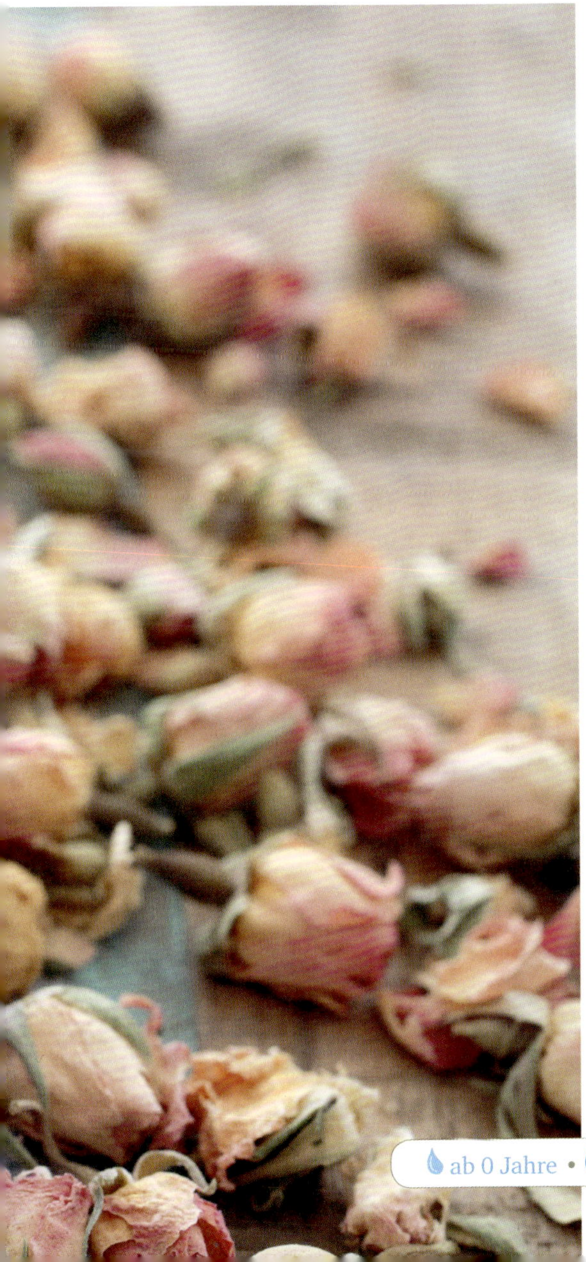

KOPFHAUTÖL „SANFT LOSLÖSEN“

Durch das Einreiben mit dieser öligen Mischung lässt sich der Schorf nach und nach behutsam lösen.

50 ml Olivenöl
1 / 2 Lavendel fein
1 / 2 Karottensamen

- Die ätherischen Öle zum Olivenöl geben und miteinander mischen.
- Einen guten Esslöffel der Mischung auf die Kopfhaut geben, sanft einmassieren und für ungefähr 20 Minuten einwirken lassen.
- Danach die Haare mit lauwarmem Wasser waschen.

Tipp: Zwischendurch können Sie die Kopfhaut Ihres Kindes mit Rosenhydrolat einsprühen.

ab 0 Jahre • ab 1 Jahr • ab 3 Jahre • ab 6 Jahre und älter

Dellwarzen

Kinder und junge Erwachsene sind relativ oft von den hoch ansteckenden Dellwarzen betroffen. Da sie sich häufig in Schwimmbädern damit infizieren, werden die Warzen auch als „Schwimmbadwarzen" bezeichnet. Am häufigsten treten sie im Gesicht, auf den Unterarmen, Hüften und im Nacken auf.

WARZENSCHRECK-PFLEGEÖL

Zitronenmyrten- und Teebaumöl wirken stark antiviral auf die hoch ansteckenden Warzen.

10 ml Kokosöl oder Calophyllumöl
2 Tropfen Zitronenmyrte
1 Tropfen Ho-Blätter
1 Tropfen Teebaum
verschließbares Glas, Wattestäbchen

- Bei der Verwendung von Kokosöl: dies in einem Glas im Wasserbad schmelzen.
- Die ätherischen Öle in das flüssige Kokosöl oder das Calophyllumöl geben.
- Ein Wattestäbchen damit benetzen und die Warzen punktuell betupfen.
- Bei sehr anfälligen Kindern kann das Pflegeöl bereits vor dem Schwimmbadbesuch eingerieben werden.

Tipp: Zusätzlich sollten Sie mehrmals täglich die betroffenen Stellen mit Melissenhydrolat besprühen.

So schön die Tierchen sind ... kein Kind will Krötenhaut haben.

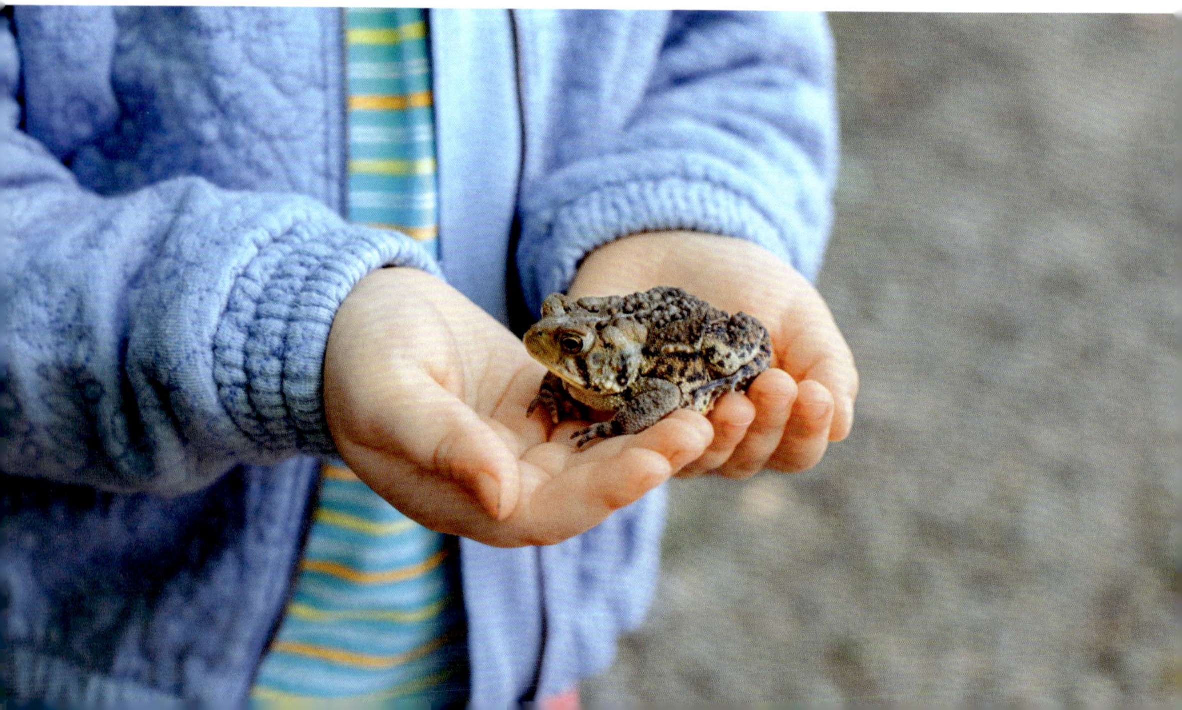

Vorhautverengung (Phimose)

Eine Verklebung der Vorhaut ist bei kleinen Jungen normal, denn diese schützt die empfindliche Eichel gerade im Windelalter. Ist sie verengt, muss nicht sofort operiert werden, sie kann sanft mit Ölen gedehnt werden.

SITZBAD

Das warme Wasser und die Ölmischung lassen die Haut dehnfähig und geschmeidig werden.

30 ml Mandelöl
20 ml Weizenkeimöl
5 Lavendel fein
Sahne oder Honig
verschließbare Flasche oder Glas (50 ml)

- Das Lavendelöl mit Mandel- und Weizenkeimöl vermischen.
- Von dieser Mischung ein bis zwei Esslöffel mit einem Esslöffel Sahne oder Honig gut verrühren, in die Sitzbadewanne geben und das Kind etwa 10 Minuten darin baden lassen. Zwei- bis dreimal die Woche anwenden.

PFLEGEÖL

Mit dieser Mischung kann das Gewebe der empfindlichen Vorhaut sanft gedehnt werden.

10 ml Mandelöl
10 ml Weizenkeimöl
1 Ho-Blätter
1 Benzoe Siam
verschließbare Flasche oder Glas (50 ml)

- Alle Öle in einem Gefäß mischen.
- Ein- bis zweimal täglich die verengte Vorhaut damit pflegen.
- Statt Weizenkeimöl kann auch Sheabutter (zuvor im Wasserbad verflüssigen) verwendet werden. Diese hilft ebenfalls, das Gewebe zu dehnen – das Produkt wird dann balsamartig halbfest.

BEI RÖTUNGEN
Sollte die Vorhaut gerötet sein, können Sie sie jederzeit mit Rosenhydrolat besprühen.

Soor

Soor tritt im Mund oder im Vaginal- und Windelbereich auf. Verantwortlich dafür ist ein Hefepilz (Candida albicans), der sich in feuchtwarmer Umgebung wohlfühlt. Viele ätherische Öle sowie Rosenhydrolat haben eine gute antimykotische Wirkung und können zur Linderung und Heilung beitragen.

ROSENHYDROLAT BEI MUNDSOOR

Diese Infektion zeigt sich meist durch einen weißen Belag im Mund- und Zungenbereich und kann für die Kleinen sehr schmerzhaft beim Trinken sein.

Rosenhydrolat
Wattestäbchen

- Einfach Rosenhydrolat auf ein Wattestäbchen sprühen und damit mehrmals täglich die betroffenen Stellen im Mund betupfen.

WISSENSCHAFTLICH NACHGEWIESEN
Rosenhydrolat wirkt entzündungshemmend, leicht kühlend und schmerzlindernd und wird schon von den Allerkleinsten gut vertragen. In einer wissenschaftlichen Arbeit vom Herbst 2017 wurde die Wirkung bei Candidabefall nachgewiesen.

HAUTPFLEGEÖL BEI WINDELSOOR

Dies ist eine antimykotische, also gegen Pilze wirksame Aromapflegemischung für den Windelbereich.

50 ml Jojobaöl oder Kokosöl
1 / 2 Rosengeranie
1 / 2 Teebaum
1 / 2 Lavendel fein
1 / 2 Manuka
1 / 2 Ho-Blätter

- Die ätherischen Öle in das Jojobaöl oder das im Wasserbad geschmolzene Kokosöl geben.
- Diese Mischung mehrmals täglich nach der Reinigung beim Windelnwechseln dünn auf die Haut auftragen.

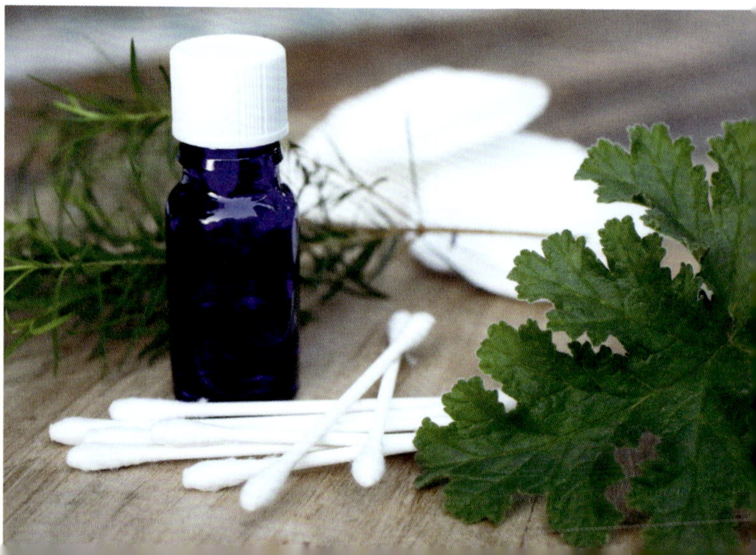

Hygiene ist oberste Pflicht: Bei Pilzinfektionen ist das Auftragen mit Wattestäbchen sinnvoll.

Kopfläuse

Läuse sind kein Weltuntergang und haben auch selten etwas mit Unsauberkeit zu tun. Sie sind lästig, aber ungefährlich. Damit sie sich nicht verbreiten, sollte man sie jedoch so schnell wie möglich loswerden.

LÄUSE-HAARKUR

Die ätherischen Öle wehren die Läuse ab und machen den Nissen das Überleben schwer.

40 ml Jojobaöl
10 ml Neemöl
2 Nelkenknospe
10 Rosengeranie
10 Teebaum
10 Lavendel fein
2 Speiklavendel
4 Atlaszeder
verschließbares Glas oder Flasche (50 ml), Duschhaube

- Jojoba- und Neemöl in einem Glas oder einer Flasche mischen, die ätherischen Öle dazugeben.
- Von dieser Mischung 10 ml (etwa ein Fünftel) auf der Kopfhaut des Kindes verteilen. Eine Duschhaube überziehen und für etwa 30 Minuten warm halten, dazu eventuell immer wieder vorsichtig anföhnen.
- Danach die Haare mit dem „Duftenden Läuseshampoo“ waschen.

DUFTENDES LÄUSESHAMPOO

Einige ätherische Öle stinken den Läusen und sind somit eine gesunde Alternative zu herkömmlichen Anti-Läuse-Shampoos.

100 ml neutrales Shampoo (Bezugsquelle S. 139)
10 ml Neemöl
10 Teebaum
5 Lavendel fein
5 Palmarosa
5 Rosengeranie
5 Nelkenknospe

- Alle Zutaten in die Shampoo-Grundlage mischen.
- Die Haare mit einer walnussgroßen Menge Shampoo wie gewohnt waschen. Vor dem Ausspülen kurz einwirken lassen.

VERKÄUFLICHE ANTI-LÄUSE-MITTEL
Im Handel werden Produkte angeboten, welche zwar die Läuse vernichten, aber für die Gesundheit von Kindern als eher bedenklich gelten. Besser ist, Sie versuchen es mit unseren ätherischen Ölmischungen. Die können Sie bereits bei Kindern ab drei Jahren anwenden.

Prellungen und blaue Flecken

Bereits bei den ersten Steh- und Gehversuchen kommt es zu kleineren Blessuren. Meist sind sie harmlos und benötigen außer tröstender Worte keine Behandlung. Sollte es zu blauen Flecken oder Schürfwunden kommen, helfen die „Superkräfte" von Immortelle und Co.

IMMORTELLENHYDROLAT-SPRAY

Immortellenhydrolat wirkt schmerzlindernd, abschwellend und sollte in keiner Hausapotheke oder Sporttasche fehlen.

Immortellenhydrolat

- Das Immortellenhydrolat am besten immer im Kühlschrank aufbewahren, damit es bei Bedarf gekühlt zur Verfügung steht.
- Das kühle Spray entweder direkt auf die Haut sprühen oder eine Kompresse damit tränken und diese auf die betroffene Hautpartie auf legen. Es kann auch als Eiswürfel oder Eisherzen eingefroren und direkt aufgetragen werden.

BLAUE-FLECKEN-ÖL

Auch diese Mischung sollte in jeder Hausapotheke stehen, denn sie ist unschlagbar bei Hämatomen (blauen Flecken) und Prellungen.

10 ml Johanniskrautöl
3 / 5 Immortelle
3 / 5 Lavendel fein

- Die ätherischen Öle ins Johanniskrautöl geben.
- Bei Bedarf auf die betroffenen Stellen tupfen.

AUCH FÜR KLEINKINDER
Immortelle, auch Currypflanze genannt (S. 31), wird auch als „Arnika der Aromatherapie" bezeichnet. Beide Gewächse sind entfernt miteinander verwandt. Öl und Hydrolat können schon bei den Kleinsten ab etwa einem Jahr bedenkenlos angewendet werden.

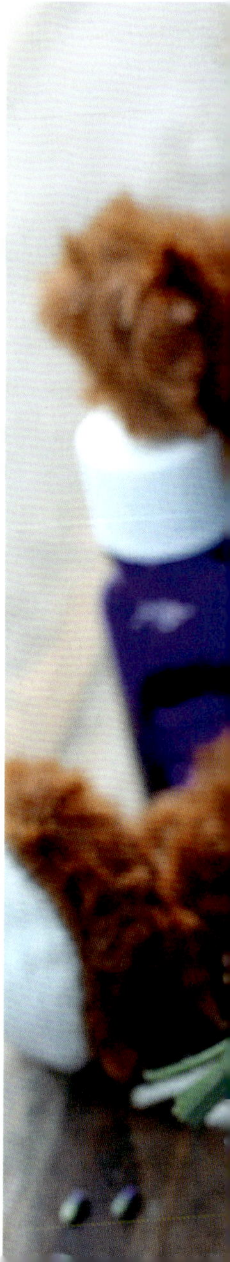

Nach Stürzen: Diese Power-Mischung lässt den Schmerz ganz schnell vergessen.

Nasenbluten

Bei Kindern und Jugendlichen kommt es häufig zu Nasenbluten, z. B. durch Schnupfen, Nasenbohren oder Stößen. Oftmals passiert dies auch bei starken Wachstumsschüben während der Pubertät.

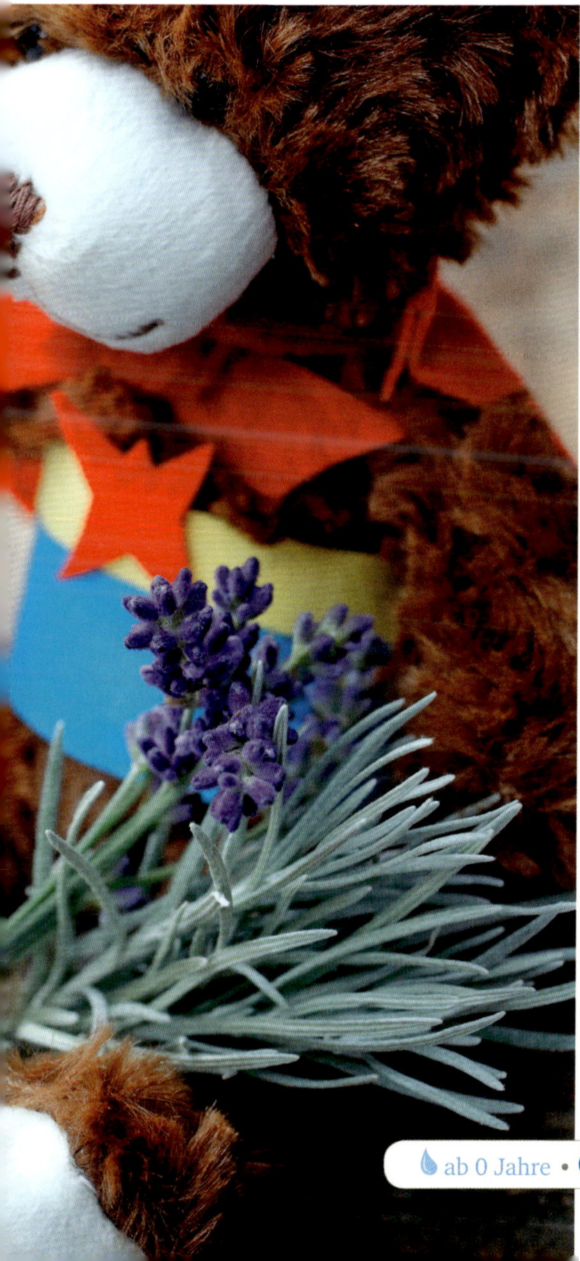

NASENÖL „STOP!“

Cistrosenöl ist ein stark blutstillendes ätherisches Öl und kann bei Nasenbluten schnelle Hilfe leisten.

10 ml Jojobaöl
3 / 5 Cistrose
Papiertaschentuch

- Das Cistrosenöl in das Jojobaöl mischen.
- Von dieser Mischung ein bis zwei Tropfen auf eine Tamponage geben, z. B. auf ein Papiertaschentuch, das so gerollt wurde, dass es sich gut in das betroffene Nasenloch schieben lässt.
- Tamponage in das Nasenloch stecken, nach ungefähr 10 Minuten vorsichtig entfernen.

UNIVERSELL EINSETZBAR
Diese Mischung kann auch auf oder um andere blutende Wunden jeder Art aufgetragen werden.

ab 0 Jahre • ab 1 Jahr • ab 3 Jahre • ab 6 Jahre und älter

Schnitt- und Schürfwunden

Kleinere Stürze führen bei der empfindlichen Kinderhaut schnell zu oberflächlichen, aber schmerzhaften Hautabschürfungen. Schnittwunden bluten oft stark und heilen zudem gerade an den Fingerchen schlecht.

SOS-ÖL

Mit dieser Mischung in der Hausapotheke sind Eltern bestens gewappnet, um kleinere Wunden schnell zu behandeln und Wundinfektionen zu vermeiden.

10 ml Johanniskrautöl
3 Tropfen Lavendel fein
3 Tropfen Cistrose
3 Tropfen Immortelle
3 Tropfen Manuka

- Die ätherischen Öle in das Johanniskrautöl geben und die verletzte Haut ganz vorsichtig damit betupfen.

WUNDBALSAM „HEILE, HEILE GÄNSCHEN"

Mit diesem Balsam können verkrustete Wundränder gepflegt werden, damit sich rasch neue Haut bildet.

40 g Sheabutter
10 ml Calendulaöl
1 Tropfen Karottensamen
1 Tropfen Lavendel fein
1 Tropfen Rosengeranie
Cremedöschen

- Die Sheabutter im Wasserbad schmelzen.
- Das Calendulaöl und die ätherischen Öle hinzufügen, verrühren und in ein sauberes Döschen füllen.
- Den Balsam rund um die Wunde auftragen, am besten mehrmals täglich.

NARBENPFLEGE FÜR KLEINE HELDEN UND HELDINNEN

Damit Narben nicht zu bleibenden Erinnerungen an unangenehme Erlebnisse werden, können sie mit diesem Balsam gepflegt werden.

40 g Sheabutter
10 ml Hagebuttenkernöl
10 Tropfen Sanddornfruchtfleischöl
1 Tropfen Manuka
1 Tropfen Ho-Blätter
1 Tropfen Benzoe Siam
Cremedöschen

- Die Sheabutter im Wasserbad (oder auf einem Heizkörper) schmelzen, alle weiteren Zutaten hinzufügen, verrühren und in ein sauberes Döschen füllen.
- Den Balsam mehrmals täglich auftragen.

BITTE REGELMÄSSIG ANWENDEN
Wie das tägliche Zähneputzen sollte die Narbenpflege zum Ritual für kleine Helden werden. Den Balsam über mehrere Tage anwenden.

Fremdkörper im Auge

Ist Ihrem Kind etwas ins Auge geraten: Insekten, Wimpern oder Sand? Zunächst versucht das Auge durch vermehrten Lidschlag und Tränenfluss, den Fremdkörper auszuschwemmen. Mit Wasser kann dieser Prozess unterstützt werden.

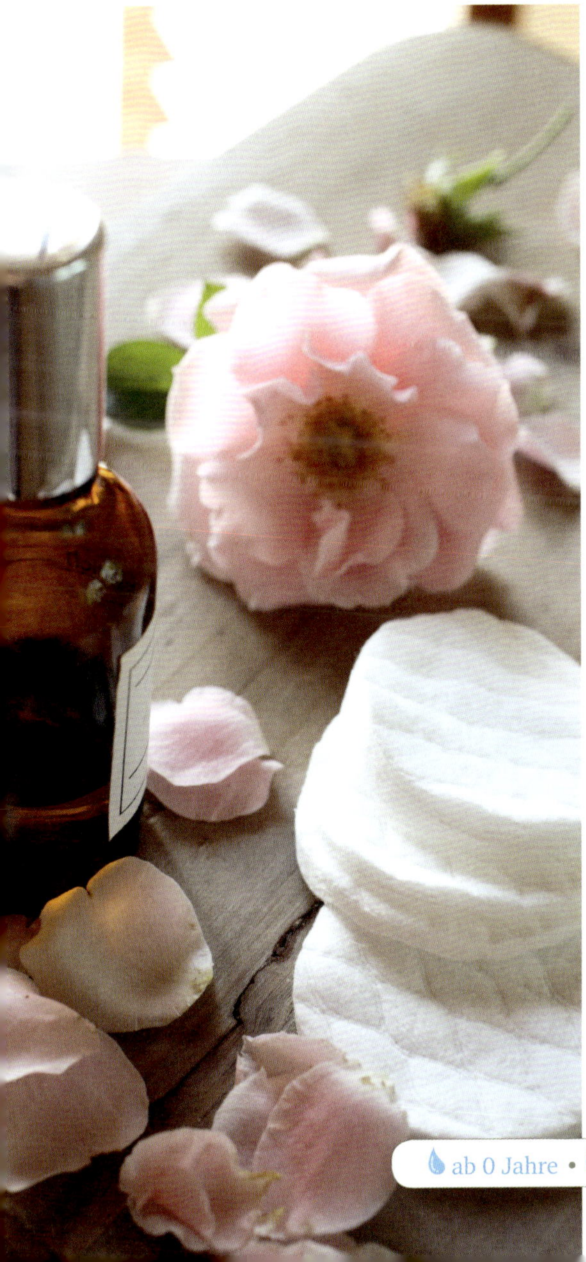

AUGENKOMPRESSE

Falls Schwellungen am Auge sichtbar werden, leistet das extrem wirksame Immortellenhydrolat schnelle Hilfe.

Immortellenhydrolat (ohne Alkohol)
Wattepads

- Immortellenhydrolat auf ein Wattepad sprühen und dieses für ein paar Minuten auf das geschlossene Auge auflegen.
- Etwa viertelstündlich ein neues Pad auflegen, bis die schlimmste Irritation vorbei ist.

Bitte beachten: Sollten ätherische Öle oder auch Mischungen aus Versehen ins Auge geraten, muss das Auge mit viel lauwarmem Wasser ausgespült werden. Sicherheitshalber sollte ein Augenarzt zur Kontrolle aufgesucht werden.

ERSTE HILFE
Leichte Reizungen, die durch Fremdkörper entstehen, können nach dessen Entfernung mit einer alkoholfreien Rosenhydrolat-Auflage gelindert werden. Tritt keine Besserung auf, muss unbedingt ein Arzt konsultiert werden.

Rosenhydrolat beruhigt leichte Augenreizungen durch Fremdkörper.

Bauchschmerzen

Bauchschmerzen können vielerlei Ursachen bei Kindern haben. Meistens sind sie harmlos und lassen sich mit Wärme, ätherischen Ölen und Zuwendung schnell lindern.

WENN DER BAUCH ZWICKT: BÄUCHLEINÖL

Mit dieser entspannend und entkrampfend wirkenden Bäuchlein-Mischung können schon die Allerkleinsten bei jedem Windelwechsel sanft massiert werden.

50 ml Johanniskrautöl
1 / 3 Fenchel süß
1 / 2 Kamille deutsch
1 / 2 Mandarine rot
1 / 3 Lavendel fein
evtl. Kirschkernkissen

- Die ätherischen Öle in das Johanniskrautöl geben.
- Das Kinderbäuchlein mit einigen Tropfen davon vorsichtig im Uhrzeigersinn massieren.
- Ein anschließend aufgelegtes warmes Kirschkernkissen unterstützt die entkrampfende und entspannende Wirkung der ätherischen Öle.

⊕ Bitte beachten: Bei der Verwendung von Wegwerfwindeln sollte das Öl gut einmassiert werden, da es durch den Luftabschluss der Windel sonst zu Hautreizungen kommen kann. Eine feuchtwarme Kompresse verstärkt die Wirkung des Bäuchleinöls. Sie muss abgenommen werden, bevor sie abgekühlt ist.

BAUCHÖL „BALD IST'S WIEDER GUT"

Diese Mischung lindert seelisch bedingte Bauchschmerzen. Weitere Rezepturen finden Sie unter „Hilfe für kleine Seelen" ab S. 100.

50 ml Johanniskrautöl
3 Kamille römisch
2 Mandarine rot
2 Atlaszeder
2 Benzoe Siam
evtl. Baumwolltüchlein, ca. 10 x 10 cm

- Die ätherischen Öle in das Johanniskrautöl geben und mischen.
- Mit ein paar Tropfen der Mischung das Bäuchlein sanft im Uhrzeigersinn massieren oder einen Teelöffel der Mischung auf ein Baumwolltuch geben und dieses auf den Solarplexus legen. Dies ist ein Geflecht von Nervenfasern im Bereich des Übergangs vom Brustkorb zur Magengrube. Er ist eine Schaltzentrale zur Regulierung bestimmter Funktionen von inneren Organen, wie z. B. des Magens und des Darmes. Auch das sogenannte Bauchgefühl macht sich dort bemerkbar.

WENN DAS GEMÜT AUF DEN BAUCH SCHLÄGT
Häufig klagen Kinder über Bauchschmerzen, wenn sie seelisch belastet sind, z. B. bei Heimweh, Streitigkeiten und Schulangst. Der Bauch mit seinen zahlreichen Nervenzellen und Gehirnbotenstoffen reagiert als Schaltzentrale für Gefühle oft mit Unwohlsein auf negativ empfundene Erlebnisse.

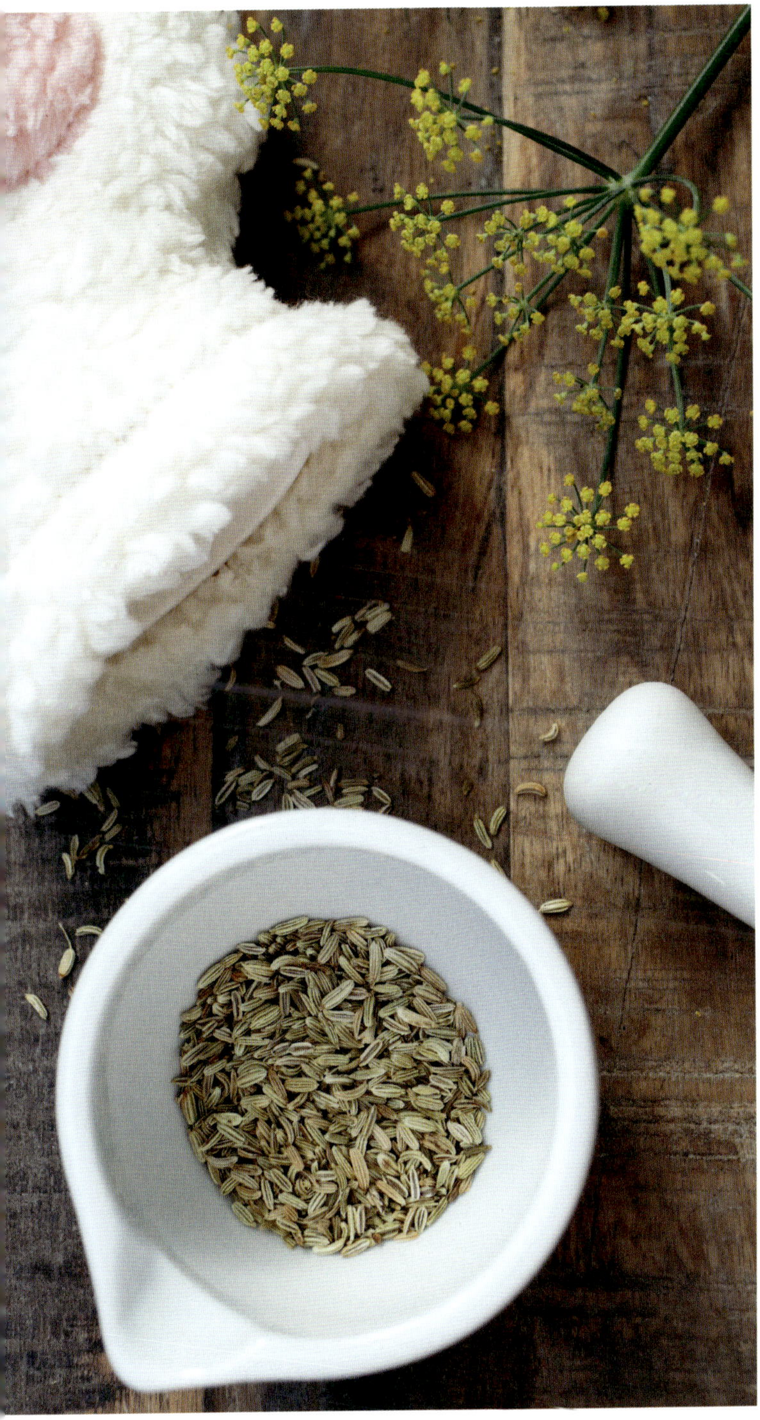

ENTSPANNUNGSBAD BEI BLÄHUNGEN

Kennen Sie die „Blähungszeit" Ihres Kindes, können Sie zu dieser Zeit ein Bad vorbereiten. Die Wärme des Wassers wirkt zusätzlich entspannend.

10 ml Sahne
1 / 2 Lavendel fein
1 / 1 Mandarine rot
2 / 3 Benzoe Siam

- Die ätherischen Öle mit der Sahne mischen und ins Badewasser geben.

Wärmend und lösend: Eine Wärmflasche ergänzt die Wirkung der ätherischen Öle hervorragend.

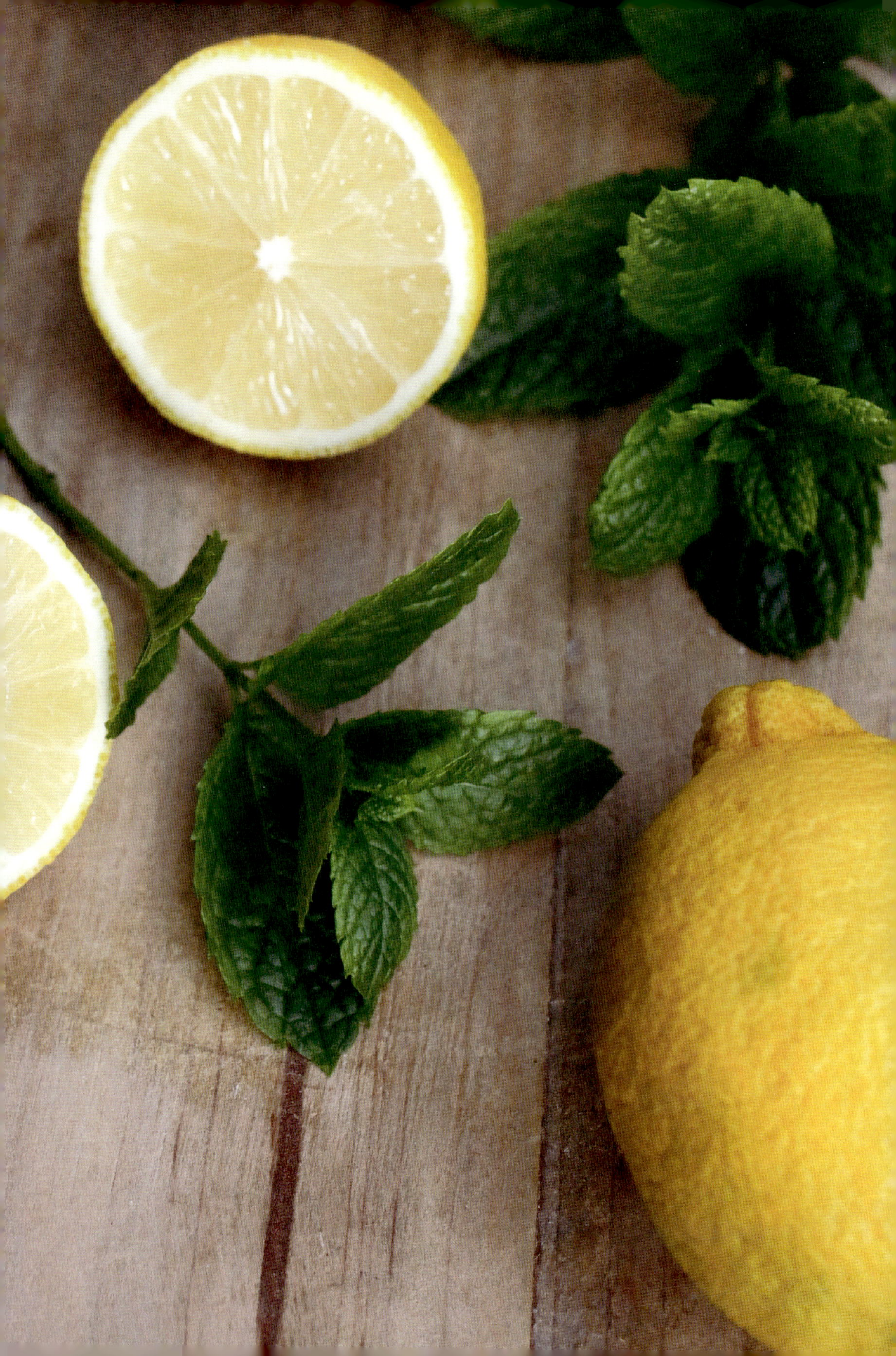

Übelkeit und Erbrechen

Übelkeit kann eine sinnvolle Warnfunktion des Körpers sein und ist die Vorstufe des Erbrechens. Sie signalisiert: „Stopp, nichts mehr essen!“ Zu viel Süßes, Verdorbenes oder Erreger können dafür verantwortlich sein.

RIECHZUCKER BEI ÜBELKEIT

Frische Düfte einatmen – das kann das Übelkeitsgefühl reduzieren und zur Entspannung beitragen.

2 TL Zucker
1 / 1 Zitrone
1 / 1 Orange
0 / 1 Pfefferminze
kleines, verschließbares Glas oder Döschen (nicht aus Kunststoff)

- Die ätherischen Öle mit dem Zucker mischen, Gefäß gut verschließen.
- Bei Bedarf das Kind am Duft schnuppern lassen.
- Die Mischung nach zwei Tagen entsorgen.

FUSSÖL

Das Einreiben der Füße hat das Ziel, „weg von oben“, also weg vom Geschehen von Übelkeit und Erbrechen, zu lenken. Es schenkt Aufmerksamkeit und hilft beim Entspannen.

1 EL Mandelöl
1 Mandarine rot
1 Kamille römisch

- Alle Zutaten vermischen und sanft die Füße des Kindes damit massieren.

FRISCHE LUFT
Ein paar Tropfen ätherisches Öl von Zitrone, Orange oder Mandarine in der Duftlampe erfrischen die Raumluft und wirken antiseptisch.

Zitronenduft vertreibt schlimmste Übelkeit. Ab 6 Jahren kann ein Hauch Pfefferminze unterstützen.

ab 0 Jahre • ab 1 Jahr • ab 3 Jahre • ab 6 Jahre und älter

Verstopfung, Durchfall und Reizdarm

Bei kurzzeitiger Verstopfung kann man mit warmen Auflagen und ätherischen Ölen viel erreichen, wohingegen bei Durchfall ein Arzt konsultiert werden sollte. Denn für Babys und Kleinkinder kann er durch den Verlust von Mineralien lebensgefährlich werden.

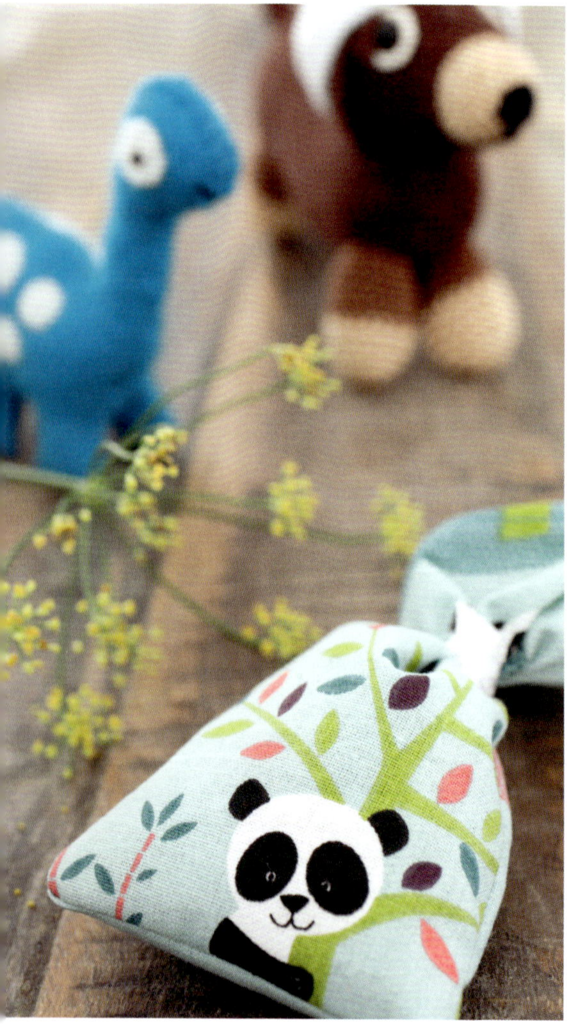

Wärme tut gut: Bieten Sie Ihrem Kind ein angewärmtes Kirschkernkissen oder eine Wärmflasche an.

AUFLAGE „BAUCHHEIZUNG“

Bei Verstopfung, Durchfall und Reizdarm: Eine warme Auflage entspannt den Bauch, beruhigt und wirkt schmerzlindernd.

1 EL Johanniskrautöl
1 💧 Mandarine rot
1 💧 Kamille römisch
Waschlappen, Baumwolltuch, evtl. Wärmflasche oder Kirschkernkissen

- Die ätherischen Öle mit dem Johanniskrautöl mischen.
- Einen Waschlappen mit sehr warmem Wasser tränken und gut auswringen, darauf dann die Ölmischung träufeln.
- Den Waschlappen auf den Unterbauch legen und mit einem Baumwolltuch abdecken. Eine aufgelegte Wärmflasche oder Kirschkernkissen unterstützen die Wirkung.

DAS KANN HELFEN

Bei gelegentlicher Verstopfung kann das Bäuchleinöl-Rezept („Wenn der Bauch zwickt“) von S. 86 sehr hilfreich sein.
Bei abwechselnden Zuständen mit Verstopfung und Durchfall könnte Ihr Kind an einem Reizdarm leiden – diese Beschwerden können laut einer Studie mit der Einnahme von dünndarmlöslichen Pfefferminzöl-Kapseln (Apotheke) gelindert werden. Auch die teelöffelweise Einnahme von Melissenhydrolat (ohne Alkohol) in etwas Wasser kann kleine Wunder bewirken.

Harnwegsinfekte

Schmerzen und Brennen beim Pipimachen sind oft das erste Warnsignal für eine Harnwegsinfektion. Sie zählt zu den häufigsten bakteriellen Erkrankungen im Kindesalter. Neben den schulmedizinischen Behandlungen wirken ätherische Öle schmerzlindernd, entkrampfend und entzündungshemmend.

BLASENAUFLAGE

Eine warme Blasenauflage lindert die Schmerzen und entkrampft die Muskulatur, sodass das Pipimachen weniger schmerzhaft ist.

1 EL Johanniskrautöl
3 Cajeput
3 Lavendel fein oder Majoran
Baumwolltüchlein, ca. 10 x 10 cm, Baumwolltuch, evtl. Kirschkernkissen

- Die ätherischen Öle mit dem Johanniskrautöl in einem kleinen Schälchen mischen und auf ein Baumwolltüchlein träufeln.
- Das Tüchlein auf die Blasengegend legen und mit einem weiteren Baumwolltuch abdecken. Ein warmes Kirschkernkissen unterstützt die Wirkung.

AROMAWASSER

Viel trinken ist bei einer Blasenentzündung ein Muss! Neben Blasentees kann ein aromatisiertes Wasser Abwechslung bringen. Dabei auf ätherische Öle mit Lebensmittelzulassung achten.

1 l Mineralwasser
1 Zitrone oder Limette (Lebensmittelqualität)

- Geben Sie den Tropfen Zitronenöl in die Mineralwasserflasche und schwenken Sie diese sanft, bevor Sie das Getränk servieren.

IMMER ZUM ARZT!
Ein Harnwegsinfekt sollte immer ärztlich abgeklärt werden.

BALSAM FÜR BLASE UND NIEREN

Ist der Infekt schon weiter fortgeschritten, kann man mit folgender Mischung mehrmals täglich die Blasen- und Nierengegend sanft massieren.

40 g Sheabutter
10 ml Olivenöl oder Johanniskrautöl
2 / 4 Lavendel fein
2 / 4 Fichtennadel
2 / 4 Cajeput
2 / 3 Kamille deutsch
Cremedöschen oder verschließbares Glas, Wolltuch, Wärmflasche

- Die Sheabutter im Wasserbad (oder auf einem Heizkörper) schmelzen.
- Das Olivenöl und die ätherischen Öle hinzufügen, verrühren und in ein sauberes Döschen füllen.
- Den Balsam mehrmals täglich auf die Blasen- und Nierengegend auftragen und sanft einmassieren, mit einem Wolltuch umwickeln und mit einer Wärmflasche warm halten.

Spannungskopfschmerzen

Auch Kinder leiden heute öfter unter Kopfweh, dies ist dem großen äußeren Druck und dem Stress geschuldet, dem Kinder vermehrt ausgesetzt sind. Neben genügend Zeit zum Entspannen, Bewegung und ausreichend Trinken tragen ätherische Öle zur Besserung bei.

ROLL-ON „WOLKENLOS“

Dieser kühlend und schmerzlindernd wirkende Roll-on passt in jede Tasche, sogar im Schulmäppchen findet er Platz.

10 ml Wodka
3 Pfefferminze
3 Lavendel fein
2 Mandarine rot
Roll-on

- Alle Zutaten in einem Roll-on vermischen.
- Bei beginnenden Kopfschmerzen etwa eine Stunde lang alle 10 Minuten über die Stirn rollen, danach nur noch bei Bedarf.

Tipp: Wenn Ihr Kind empfindliche Haut hat, ersetzen Sie den Wodka durch Jojobaöl.

SCHLÄFENBALSAM BEI SCHULKOPFSCHMERZEN

Der Balsam erfrischt, entspannt und fördert die Konzentration und ist somit ein guter Schulbegleiter für alle Kids, die von Kopfschmerzen geplagt sind.

15 g Sheabutter
5 ml Jojobaöl
2 Pfefferminze
2 Bergamottminze
2 Ho-Blätter
Cremedöschen

- Die Sheabutter im Wasserbad (oder auf einem Heizkörper) schmelzen.
- Das Jojobaöl und die ätherischen Öle hinzufügen, verrühren und in ein sauberes Döschen füllen.
- Den Balsam bei Bedarf sanft auf die Schläfen massieren.

Je früher desto besser: Mit „Wolkenlos“ kann sich der Kopfschmerz kaum noch ausbreiten.

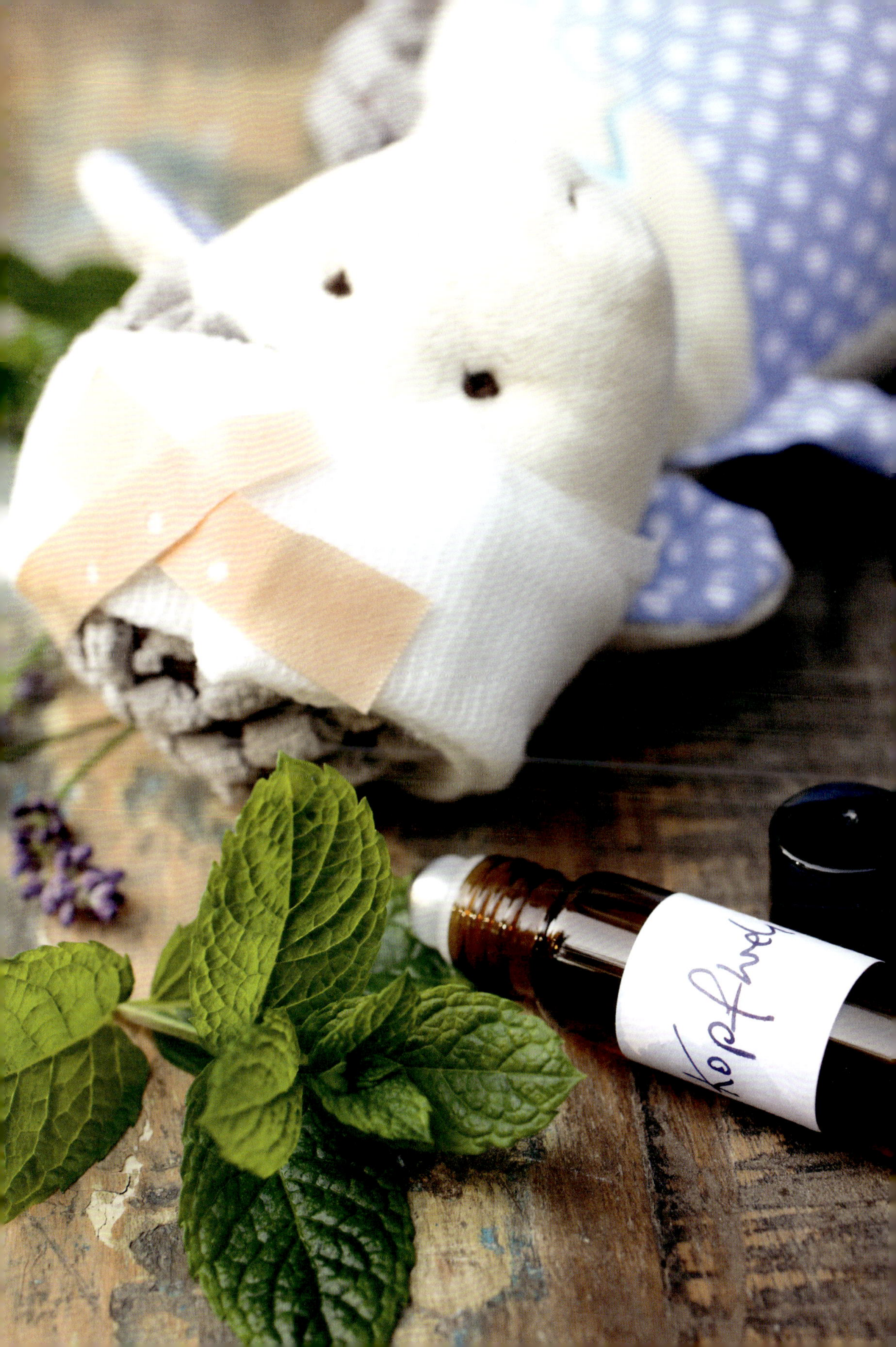

Wachstumsschmerzen

Größerwerden tut manchmal weh, bei Kindern ab dem Vorschulalter vor allem in den Beinen. Bänder und Sehnen dehnen sich, um mitzuwachsen. Auch die unreife Muskulatur hat ihren Anteil an den sogenannten Wachstumsschmerzen. Sie sind aber völlig harmlos.

KÖRPERÖL „ICH WERDE GROSS“

Die wärmende Johanniskrautöl-Mischung entspannt die Muskulatur, wirkt schmerzlindernd und entkrampfend.

50 ml Johanniskrautöl
6 Cajeput
2 Lavendel fein
2 Mandarine rot

- Die ätherischen Öle in das Johanniskrautöl geben.
- Die schmerzenden Körperpartien mit einem Teelöffel dieser Mischung einreiben.

Tipp: Sie können das Körperöl auch für ein Entspannungsbad nutzen. Einfach zwei Esslöffel der Mischung ins Badewasser geben.

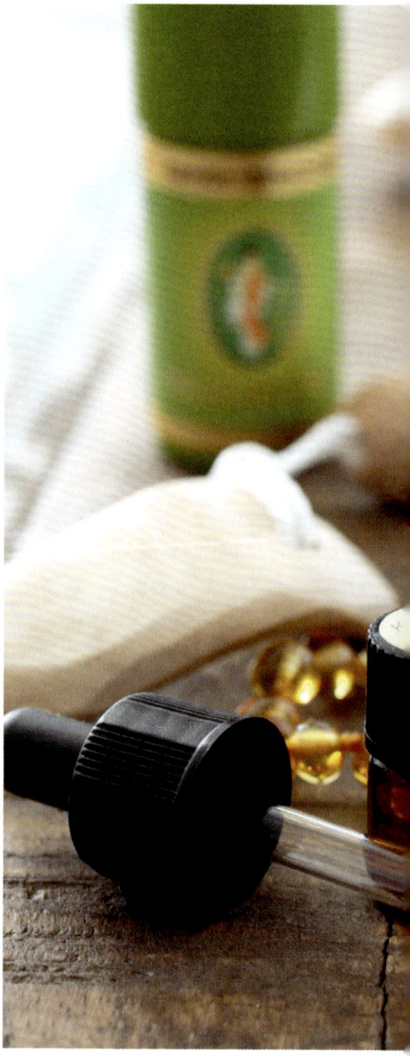

Entkrampfende Düfte: Damit die Zahnungszeit ruhiger verläuft.

Zahnungsbeschwerden

Wenn die Zähnchen kommen, ist das für die Kleinen oft mit Schmerzen und starker Unruhe verbunden. Die Kinder weinen viel und schlafen wenig. Beruhigende und schmerzlindernde ätherische Öle können die Beschwerden bessern.

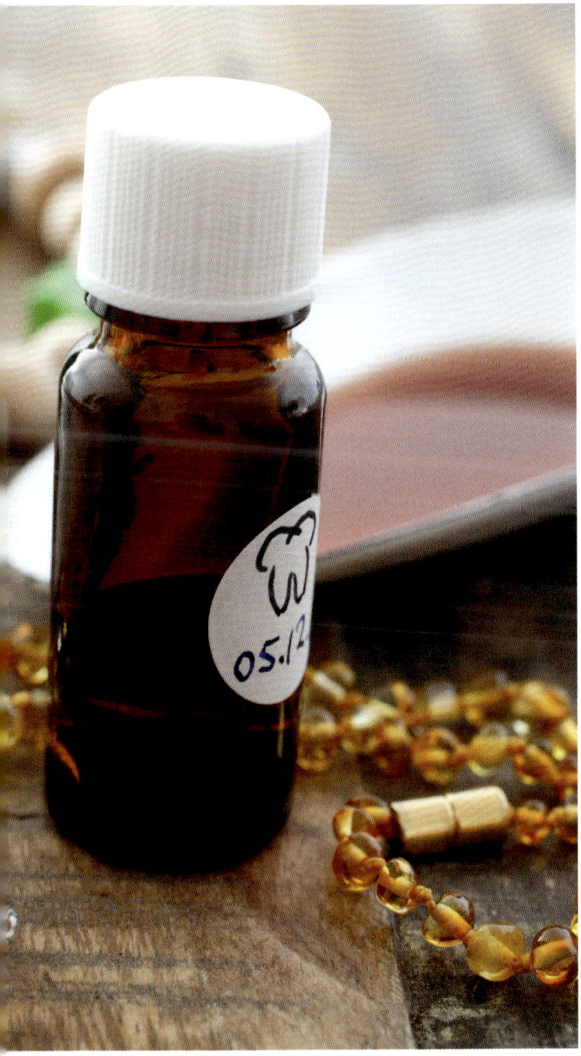

ANTI-ZAHNWEH-EINREIBUNG

Diese Mischung wärmt die Bäckchen und beruhigt das Gemüt.

10 ml Johanniskrautöl
1 Kamille römisch
2 Mandarine rot

- Die ätherischen Öle in das Fläschlein mit dem Johanniskrautöl geben.
- Jeweils einen Tropfen davon auf beide Wangen auftragen und einmassieren.

ROSIGER WASCHLAPPEN

Zahnende Kinder kauen oder saugen gerne an Gegenständen. Der „Rosige Waschlappen" wirkt kühlend und schmerzlindernd.

Rosenhydrolat (ohne Alkohol)
sauberer Waschlappen

- Etwas gekühltes Rosenhydrolat auf einen Waschlappen sprühen und das Kind daran saugen lassen.

HAUTPFLEGE AM MUND
Vermehrter Speichelfluss kann zu Rötungen und Hautreizungen rund um den Mund führen. Pflegen Sie die Haut mit Sheabutter.

Windpocken

Windpocken zählen im Kindesalter zu den eher harmlosen Kinderkrankheiten. Ist die Krankheit einmal durchgestanden, besteht eine lebenslange Immunität. Neben den quälend juckenden Pusteln können leichtes Fieber und Abgeschlagenheit auftreten.

ÖLMISCHUNG „JUCKREIZ ADE"

Der juckende Windpocken-Ausschlag verleitet die Kinder zum Kratzen, was zu Narben führen kann. Diese Mischung wirkt juckreizstillend und entzündungshemmend.

50 ml Jojobaöl (oder idealerweise 35 ml Jojobaöl mit 15 ml Calophyllumöl)
2 Tropfen Rosengeranie
4 Tropfen Manuka
2 Tropfen Melisse
2 Tropfen Cistrose
Wattestäbchen

- Die ätherischen Öle zum fetten Öl geben.
- Einen Teelöffel der Mischung in ein kleines Schälchen geben und die Pusteln punktuell ein- bis zweimal täglich mithilfe eines Wattestäbchens damit betupfen.

KÜHLENDES MELISSENSPRAY

Mit Melissenhydrolat kann man die juckenden Hautpartien zwischendurch besprühen, es wirkt antiviral und juckreizstillend. Leicht gekühlt ist es noch angenehmer.

50 ml Melissenhydrolat

- Melissenhydrolat am besten im Kühlschrank aufbewahren, damit es stets schön kühl bleibt.
- Bei Bedarf – und je nach Alter – kann sich das Kind selbst die Haut besprühen.

KEINE KRATZIGEN STOFFE
Ziehen Sie Ihrem Kind leichte Baumwollkleidung an, die nicht kratzt.

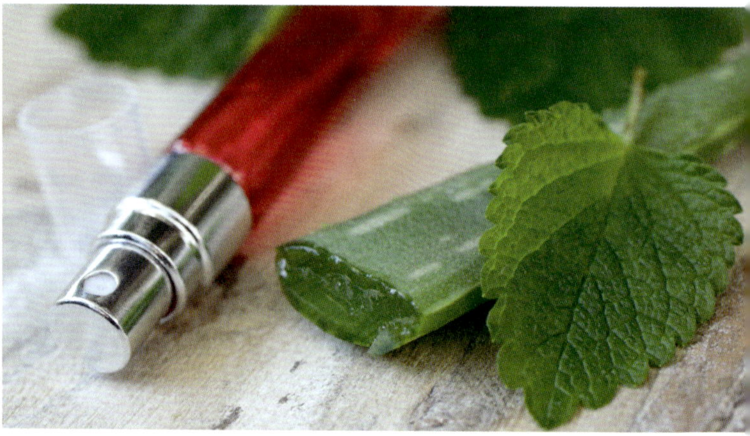

Beruhigende Verstärkung: Vor dem Aufsprühen des Melissenhydrolats eine feine Schicht Aloe-vera-Gel auftragen.

Keuchhusten

Neben der schulmedizinischen Behandlung von Keuchhusten können ätherische Öle beitragen, die krampfartigen Hustenanfälle und die dadurch entstehenden Schmerzen im Brustkorb erträglicher zu machen.

BRUSTÖL „LUFTIKUS“

Dieses milde Brustöl entspannt die verkrampfte Muskulatur in den Bronchien und erleichtert das Durchatmen.

50 ml Johanniskrautöl
3 / 5 Benzoe Siam
3 / 5 Atlaszeder
1 / 2 Fichtennadel

- Die ätherischen Öle zum Johanniskraut geben und vermischen.
- Die Brust des Kindes bei Bedarf damit einreiben.

FUSSMASSAGEÖL „IN DER RUHE LIEGT DIE KRAFT“

Eine entspannende und angstlösende Fußmassage zwischendurch tut gut – besonders nach einem Hustenanfall.

50 ml Johanniskrautöl
3 Mandarine rot
2 Lavendel fein

- Die ätherischen Öle in das Johanniskrautöl geben.
- Mit ein paar Tropfen davon die Fußsohlen des Kindes massieren.

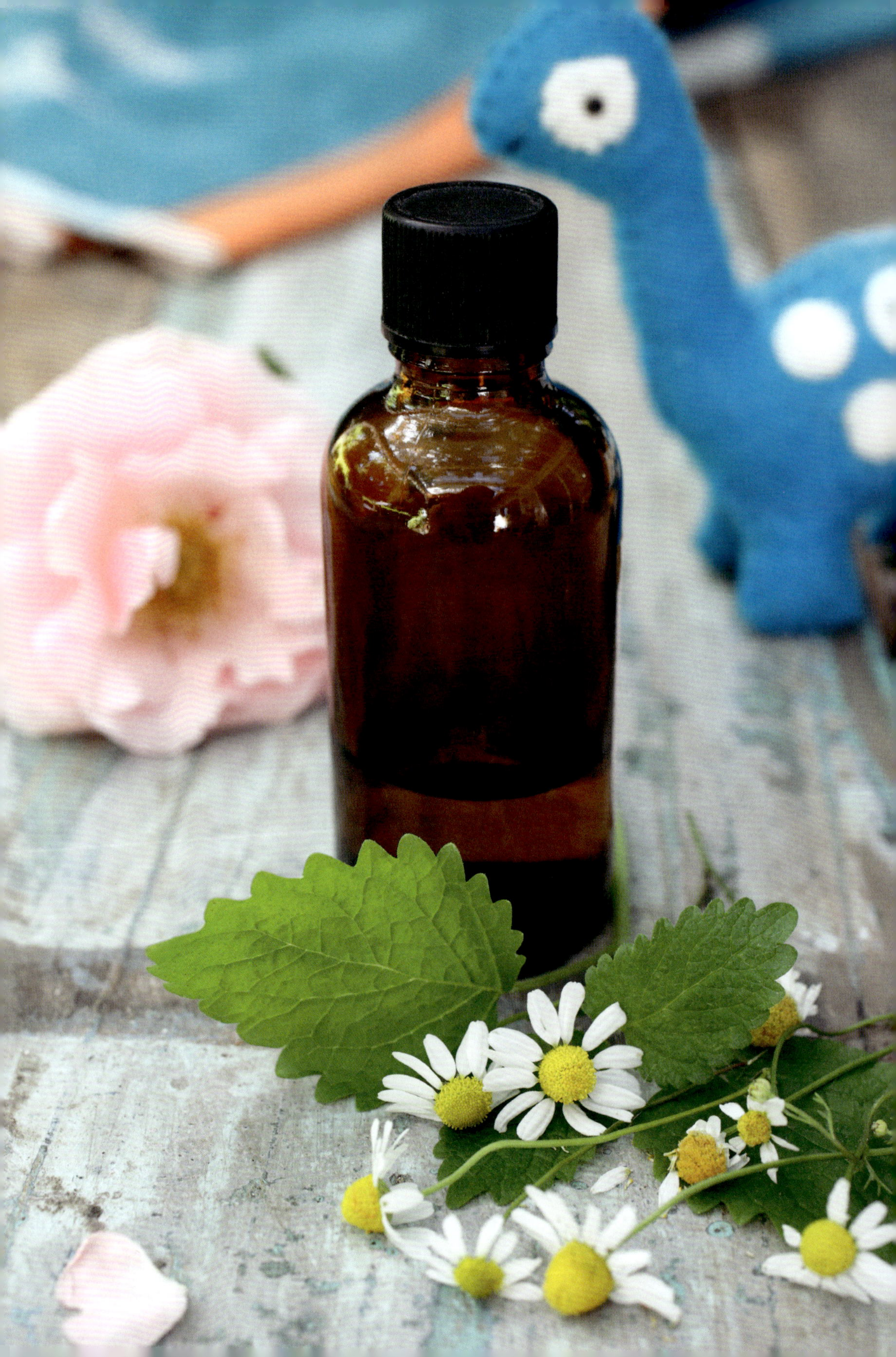

Masern und Mumps

Diese ansteckenden Kinderkrankheiten werden von Viren ausgelöst. Diese können sich auch immer wieder über Impfungen hinwegsetzen. Strenge Bettruhe und ausreichend Flüssigkeit ist wichtig, sonst droht bei beiden Erkrankungen z. B. eine Hirnhautentzündung.

MUNDSPÜLUNG „SAMTMUND“

Diese schmerzlindernde, entzündungshemmende Mundspülung lindert die Schluckbeschwerden und die Reizung der Mundschleimhaut.

25 ml Rosenhydrolat
25 ml Melissenhydrolat
2 💧 Manuka
1 💧 Melisse
1 💧 Kamille deutsch
1 EL Birkenzucker (Xylitol)
Braunglasflasche (50 ml)

- Alle Zutaten in einer Flasche mischen.
- Vor jedem Gebrauch sehr gut durchschütteln.
- Einen Teelöffel davon mit drei bis vier Esslöffeln lauwarmem Wasser vermischen und für ein bis zwei Minuten im Mund schwenken, dann ausspucken.
- Mehrmals am Tag wiederholen.
- Für Kinder ab acht Jahren können noch zwei Tropfen Pfefferminzöl in die Rezeptur gegeben werden.

UNTERSTÜTZUNG DURCH HYDROLATE

Versprühen Sie hin und wieder Orangenblütenhydrolat im Raum, das entspannt und schafft Wohlbefinden.
Mumps kann bei Jungen die Hoden angreifen, diese können, wie auch die stark angeschwollene Ohrspeicheldrüse, mit Rosen- oder Melissenhydrolat gekühlt werden.
Das sehr hohe Fieber bei Masern kann ebenfalls mit Hydrolaten aufgefangen werden (S. 65).
Manchmal kommt es auch zu einer Bindehautentzündung, diese spricht gut auf wohltuende Kompressen mit Rosenhydrolat an (S. 67).

Das tut gut: „Samtmund“ lindert Schmerzen und erleichtert das Schlucken.

Schlafstörungen und Unruhe

Für Unruhe und Schlafstörungen im Kindesalter gibt es viele Ursachen, eine ist in der heutigen Zeit sicherlich die große Reizüberflutung und damit auch die Überforderung, diese Reize zu verarbeiten.

RAUMSPRAY „ROSIGE ZEITEN“

Diese Mischung riecht blumig, krautig und fruchtig zugleich. Besonders Kamille römisch hilft, Reize zu „verdauen“ und zur Ruhe zu kommen.

50 ml Rosenhydrolat
3 Tropfen Kamille römisch
3 Tropfen Mandarine rot

- Die ätherischen Öle in das Rosenhydrolat geben.
- Die Mischung vor jeder Anwendung gut schütteln, da sich die ätherischen Öle nicht im Hydrolat lösen.
- 10 Minuten vor dem Zubettgehen zwei bis drei Sprühstöße im Kinderzimmer versprühen oder einen Sprühstoß auf ein Tüchlein geben und dieses über das Bett hängen.

Tipp: Bei unruhigen oder sogenannten Schreikindern kann die stillende Mama die Brust 10 Minuten vor dem Stillen mit einem Sprühstoß Rosenhydrolat besprühen. Der rosige, entspannende Duft beruhigt Mutter und Kind.

BABYS, DIE VIEL SCHREIEN
Wenn Ihr Baby viel schreit, sollten Sie einen Craniosacral-Therapeuten konsultieren. Womöglich ist das kleine Wesen von Schmerzen durch minimale Verschiebungen des Skeletts bei der Geburt geplagt.

SCHLAF-SCHÖN-FUSSMASSAGEÖL

Ein abendliches Ritual hilft Eltern und Kind, den Tag gemeinsam ausklingen zu lassen, vermittelt Geborgenheit und hilft, das Erlebte zusammen zu verarbeiten.

50 ml Mandelöl
4 Tropfen Mandarine rot
2 Tropfen Benzoe Siam

- Die ätherischen Öle mit dem Mandelöl mischen.
- Ein paar Tropfen davon sanft in die Fußsohlen einmassieren.
- Sollte das Kind sehr kitzlig sein, reicht es, die eigenen Handflächen einzuölen und damit für einige Minuten die Fußsohlen des Kindes zu umschließen.

Tipp: Mit größeren Kindern kann man eine gegenseitige Fußmassage machen – dies tut auch den gestressten Eltern oder größeren Geschwistern gut.

WAS IST VANILLEEXTRAKT?
Vanilleextrakt ist der Name des „ätherischen Öls" der Vanilleschote. Es wird von den Herstellern meist als Extrakt bezeichnet, da es nicht durch Destillation gewonnen werden kann, sondern die Schoten in Alkohol extrahiert werden. Viele Kunden nennen es einfach Vanilleöl, weil es in den gewohnten Fläschchen der ätherischen Öle verkauft wird.

ENTSPANNUNGSBAD „AUF WOLKE 7"

Ein Bad am Abend unterstützt das Abschalten und macht zusätzlich müde. Der Duft der ätherischen Öle trägt zum Entspannen und zum Loslassen bei.

2 EL Meersalz oder 4 EL Sahne
1 💧 Benzoe Siam
1 💧 Orange
1 💧 Ho-Blätter

- Die Zutaten miteinander vermischen und ins Badewasser geben.
- Etwa 15 Minuten darin baden; die optimale Wassertemperatur beträgt 36–37 °C.

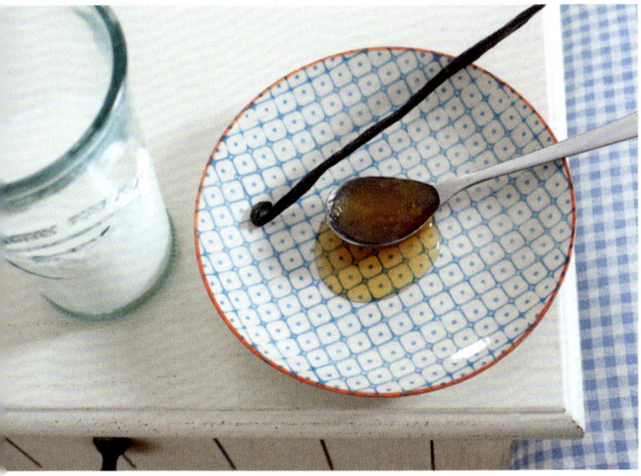

WARME MILCH MIT VANILLEHONIG ZUM EINSCHLAFEN

Warme Honigmilch war schon früher als Einschlafhilfe sehr beliebt. Das Vanillearoma vermittelt zusätzlich Geborgenheit.

500 g Bio-Honig
10 💧 Vanilleextrakt (Lebensmittelqualität), alternativ eine Vanilleschote
Milch

- Den Vanilleextrakt in den Honig mischen. Alternativ zum Vanilleextrakt eine aufgeschnittene Vanilleschote für zwei Wochen in den Honig legen.
- Pro Tasse warme Milch einen Teelöffel der Honigmischung zugeben.
- Selbstverständlich wird die Milch vor dem Zähneputzen getrunken.

⊕ Bitte beachten: Kein Honig für Säuglinge! Kinder unter einem Jahr dürfen keinen Honig essen.

Erinnerungen an die Stillzeit: Der Milcheiweißbaustein Tryptophan verbessert die Stimmung und hilft beim Einschlafen.

Angst

Ängste begegnen uns ein Leben lang – auch im Kindesalter: Angst vor Hunden, vorm Alleinsein oder vorm Arzt. Bei länger anhaltenden Ängsten sind für Kinder Rituale besonders wichtig, sie erfahren dadurch Zuwendung, Halt, Verständnis und Sicherheit.

ZAUBERSPRAY „ALLES IST GUT“

Dieses „Zauberspray“ vertreibt böse Geister und alles, was den Kleinen Angst macht.

25 ml Rosenhydrolat
25 ml Orangenblütenhydrolat
3 Mandarine rot
1 Kamille römisch
1 Melisse
1 Atlaszeder
Sprühflasche (50 ml)

- Beide Hydrolate in einer Sprühflasche mischen, die ätherischen Öle dazugeben.
- Vor der Anwendung immer gut schütteln.
- Das Spray kann als Ritual vor und während schwierigen Situationen auf das Kuscheltuch des Kindes oder in der Raumluft versprüht werden.

ROLL-ON „NAH BEI DIR“

Gemeinsames Mischen erinnert ihr Kind später, z. B. auf einer „großen Reise“, an die Eltern.

10 ml Jojobaöl
1 Atlaszeder
1 Bergamottminze
2 Benzoe Siam
4 Lieblingszitrusduft (z. B. Orange, Mandarine rot, Grapefruit)
Roll-on

- Alle Zutaten in einem Roll-on mischen und bei Bedarf auf den Puls auftragen.

GEGEN HEIMWEH UND ANDERE ÄNGSTE
Wichtig ist, dass Sie den Duft gemeinsam mit Ihrem Kind mischen und ihm dabei z. B. von Ihren Reisen als Kind ohne Ihre Eltern erzählen.

DUFTE FILZPADS BEI ANGST

Filzpads gibt es in vielen Varianten in gut sortierten Bastel- oder Spielzeuggeschäften zu kaufen: Blumen, Tiere oder Figuren. Diese können beduftet und überall hin mitgenommen werden.

10 Mandarine rot
2 Atlaszeder
8 Benzoe Siam
5 Orange
5 Ho-Blätter
1 Melisse
Tropfflasche

- Alle ätherischen Öle zusammen in einer Tropfflasche mischen.
- Einen Tropfen davon auf ein Filzpad träufeln und dem Kind zum daran Schnuppern mitgeben.

ab 0 Jahre • ab 1 Jahr • ab 3 Jahre • ab 6 Jahre und älter

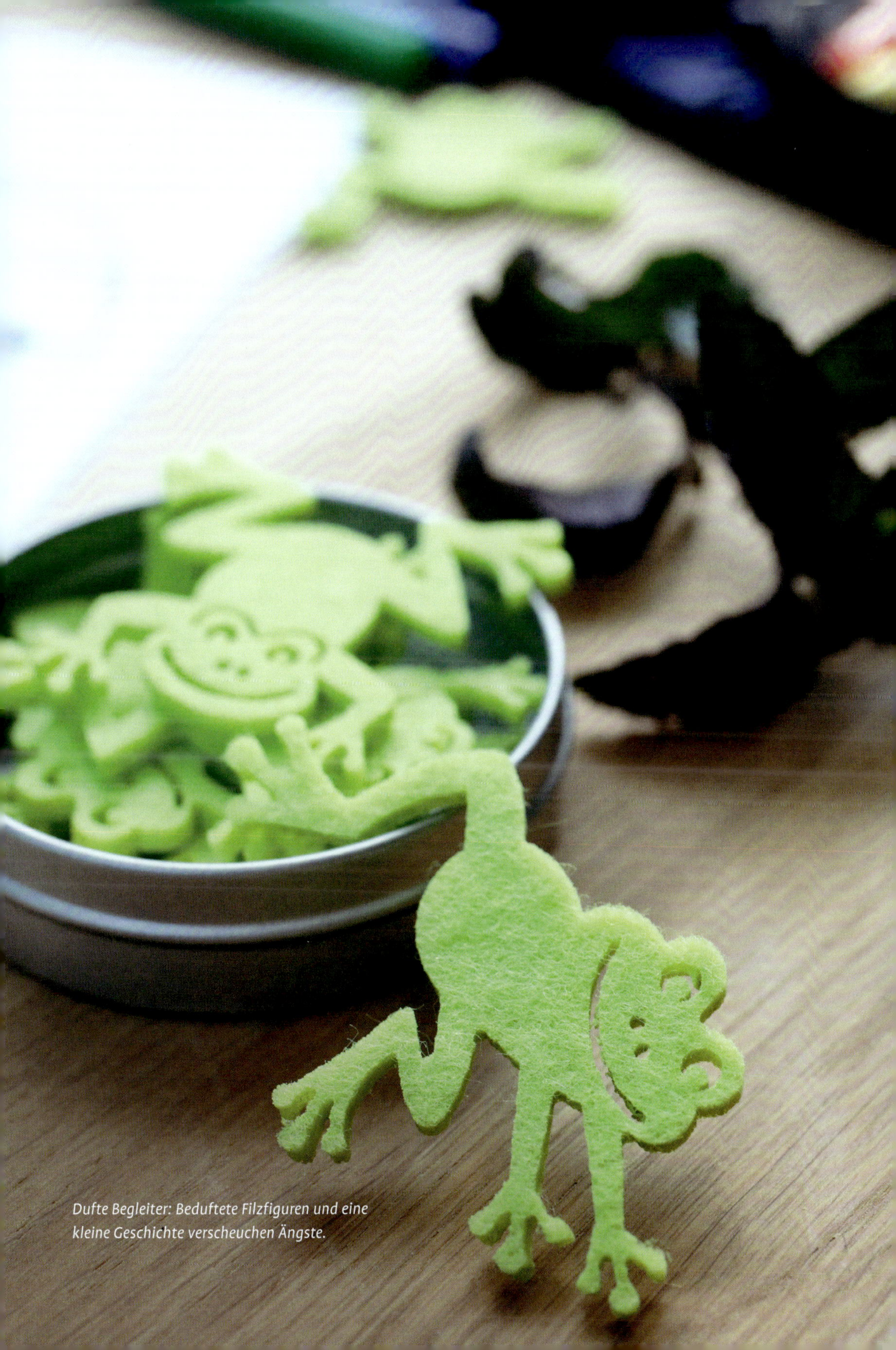

Dufte Begleiter: Beduftete Filzfiguren und eine kleine Geschichte verscheuchen Ängste.

Konzentrationsstörungen

Viele Kinder leiden unter Konzentrationsstörungen, diese machen sich z. B. durch Unruhe oder Verträumtheit bemerkbar. Neben Bewegung, frischer Luft und gesunder Ernährung können ätherische Öle eine gute Unterstützung beim Lernen sein.

ROLL-ON „KLEIN EINSTEIN“

Kommt der Konzentrationsmangel daher, dass dem Kind einfach alles zu viel ist? Oder ist es durch kleinste Impulse leicht abgelenkt? Diese Mischung kann den Kopf klar machen.

10 ml Jojobaöl
1 Tropfen Pfefferminze
4 Tropfen Zitrone
2 Tropfen Orange
Roll-on

- Die ätherischen Öle zum Jojobaöl geben und in einen Roll-on füllen.
- Bei Bedarf an den Handgelenken über den Puls rollen.

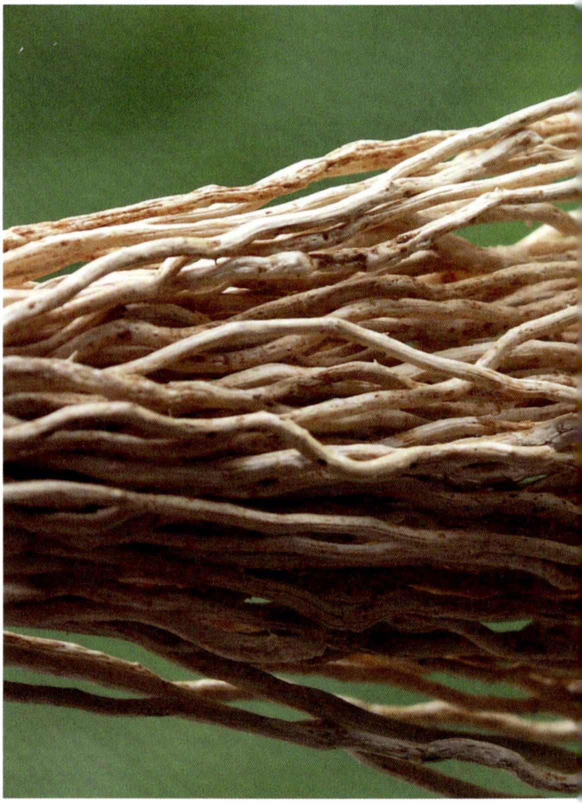

DEN SPEISEZETTEL ÜBERPRÜFEN

Zu viel Zucker auf dem Speiseplan steht im Verdacht, zumindest zur Hyperaktivität oder Unkonzentriertheit beizutragen. Ausreichend ungesättigte Fettsäuren jedoch, z. B. aus Nüssen und vielen kaltgepressten Pflanzenölen wie z. B. Leinöl, wirken sich laut umfangreichen Untersuchungen positiv aus. Zudem sollten möglichst alle chemischen Zusatzstoffe (Aromen, Farbstoffe, Füllmittel etc.) aus der Nahrung verbannt werden.

ZUM FRÜHSTÜCK: GESUNDER START IN DEN TAG

120 g Bio-Magerquark | 2 EL Milch (oder Mandelmilch) | 1 EL Bio-Leinöl (maximal vier Wochen nach dem ersten Öffnen alt) | 1 EL Nüsse (besonders Walnüsse enthalten Omega-3-Fettsäuren) | 1 TL Honig | 1 Tropfen ätherisches Zitronenöl (Lebensmittelqualität) | Obst nach Wahl

- Das ätherische Öl in den Honig geben, dann mit Quark, Milch, Leinöl und Nüssen vermischen.
- Klein geschnittenes Obst dazu servieren.

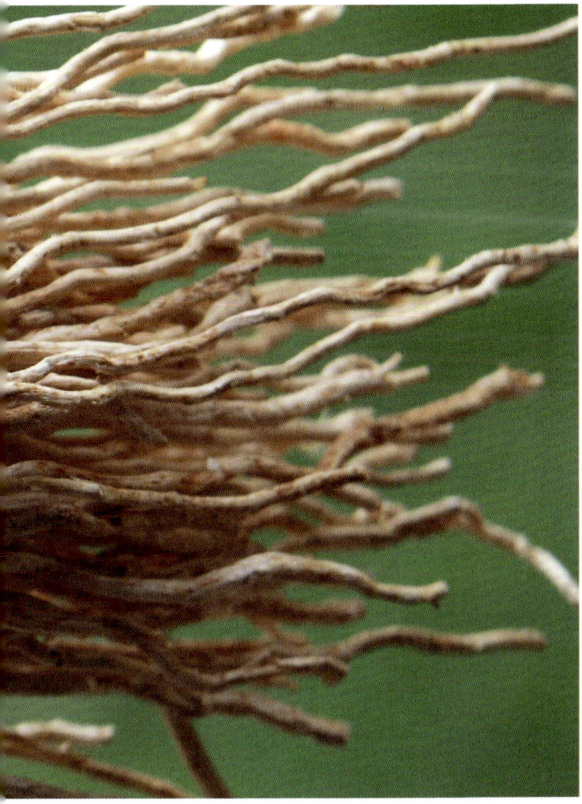

ROLL-ON "ZURÜCK AUF DEN BODEN"

Ist Ihr Kind unkonzentriert, weil es durch eine unruhige Umgebung sowie durch übermäßige Reize überfordert ist, hilft etwas Erdendes.

10 ml Jojobaöl
2 / 2 Atlaszeder
5 / 5 Mandarine rot
1 / 1 Benzoe Siam
0 / 1 Vetiver (falls vorhanden, kann ansonsten weggelassen werden)
Roll-on

- Die ätherischen Öle zum Jojobaöl in einen Roll-on geben und mischen.
- Bei Bedarf an den Handgelenken über den Puls rollen.

Ein Duft wie die Erde: Vetiverwurzeln liefern ein stark beruhigend wirksames Öl.

Liebeskummer und Stimmungsschwankungen

Ist das „Kind“ zum ersten Mal verliebt, ist der erste Liebeskummer häufig nicht weit. Oft ist es die schlimmste Emotion, die Jugendliche bis dahin erlebt haben. Seelenpflege, Verständnis und ein kleines Verwöhnprogramm wirken manchmal Wunder.

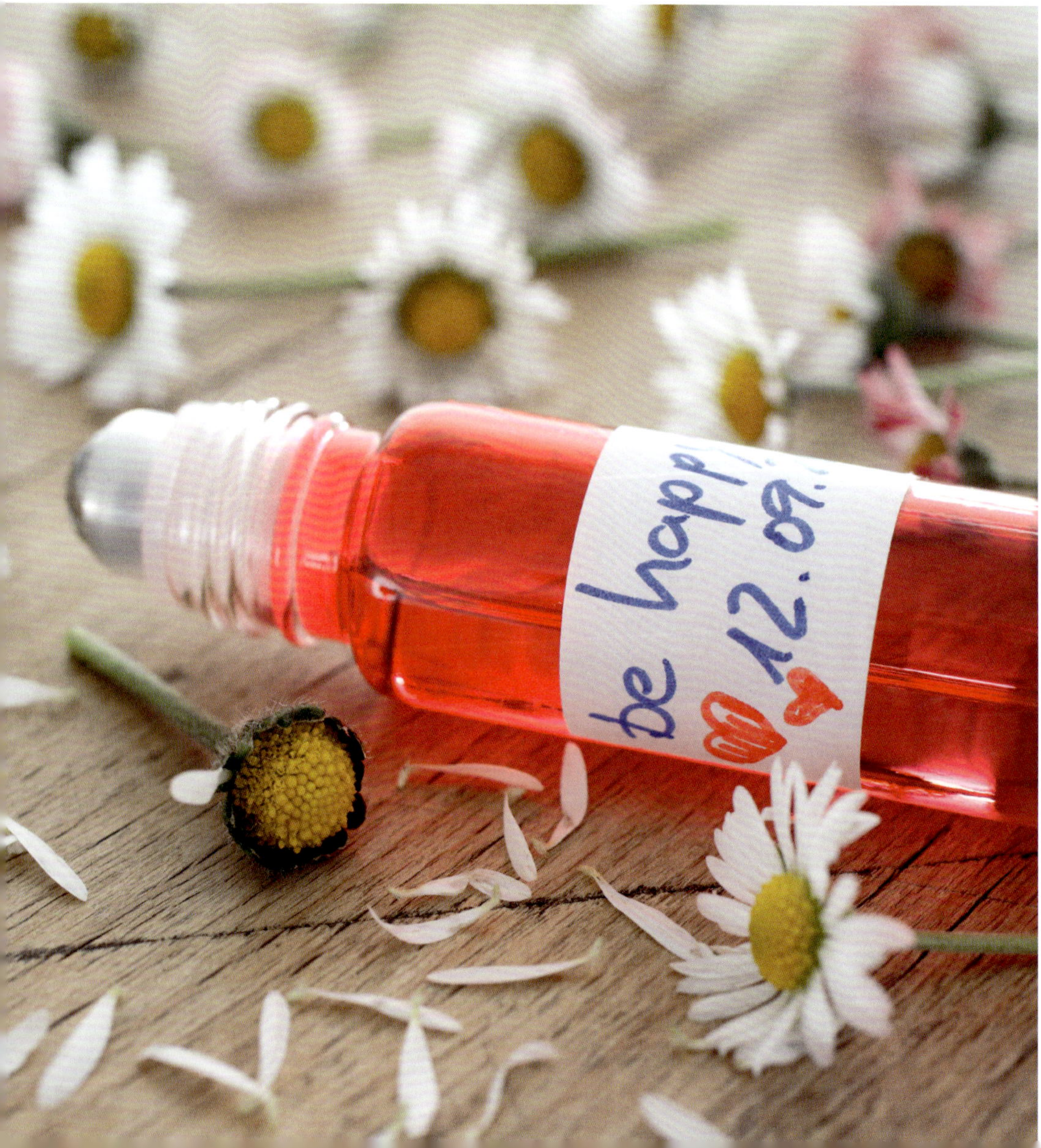

ROLL-ON „HERZPRALINE“

Dieser Roll-on ist wie ein Stück Schokolade für das von Liebeskummer geplagte Herz. Er tröstet, hüllt die Seele ein, beruhigt das Gemüt und stabilisiert.

10 ml Jojobaöl
2 💧 Melisse
4 💧 Benzoe Siam
4 💧 Bergamotte
1 💧 Atlaszeder
Roll-on

- Alle Zutaten in einem Roll-on vermischen.
- Bei Bedarf an den Handgelenken auf den Puls oder auf die Herzgegend auftragen.

RAUMSPRAY „LASS DIE SONNE IN DEIN HERZ“

Für eine fröhliche, leicht belebende Stimmung im Zimmer: Zitrusöle, vor allem Orange und Bergamotte, wirken nachweislich befreiend auf eine bedrückte Seele.

40 ml Orangenblütenhydrolat
10 ml Wodka
10 💧 Grapefruit
10 💧 Bergamotte
5 💧 Mandarine rot
5 💧 Bergamottminze
Sprühflasche (50 ml)

- Alle Zutaten in einer Sprühflasche mischen.
- Vor jeder Anwendung schütteln.
- Bei Bedarf einige Sprühstöße im Raum versprühen.

ROLL-ON „NICHT ZICKIG, SONDERN ZACKIG“

Extreme Stimmungsschwankungen während der Pubertät machen den Jugendlichen das Leben schwer. Stimmungsaufhellende ätherische Öle können diese Zeit erträglicher gestalten.

10 ml Jojobaöl
4 💧 Bergamotte
3 💧 Muskatellersalbei
3 💧 Grapefruit
Roll-on

- Die ätherischen Öle mit dem Jojobaöl in einem Roll-on vermischen.
- Bei schlechter Laune an den Handgelenken auf den Puls oder die Herzgegend auftragen.

Er liebt mich, sie liebt mich nicht: Beruhigende Düfte verlangsamen die hormonelle Achterbahnfahrt.

💧 Rezepturen unabhängig vom Alter ab der Pubertät verwenden.

Menstruationsschmerzen

Jedes zweite junge Mädchen leidet unter starken Regelschmerzen, da sich das Hormonkarussell erst richtig einspielen muss. Krampfartige Schmerzen plagen Unterleib, unteren Rücken und ziehen manchmal bis in die Oberschenkel.

MENSTRUATIONS-ENTSPANNUNGSÖL

Das entkrampfend wirkende Körperöl wärmt und entspannt Körper und Seele.

50 ml Johanniskrautöl, alternativ Ringelblumenöl
4 Tropfen Lavendel fein oder Majoran
4 Tropfen Rosengeranie
4 Tropfen Mandarine rot
4 Tropfen Muskatellersalbei
evtl. Wärmflasche oder Kirschkernkissen

- Die ätherischen Öle in das Johanniskrautöl geben und dick auf den Unterleib auftragen.
- Eine Wärmflasche oder ein warmes Kirschkernkissen unterstützen die entkrampfende Wirkung der Ölmischung zusätzlich.

ENTSPANNUNGSBAD

Ein warmes Vollbad mit entspannenden ätherischen Ölen wirkt wohltuend und entkrampfend.

2–3 EL Meersalz
2 Tropfen Ylang-Ylang
2 Tropfen Benzoe Siam
2 Tropfen Mandarine rot

- Die ätherischen Öle mit dem Salz mischen und in das Badewasser geben.
- Bei 36–37 °C Wassertemperatur etwa 20–30 Minuten darin baden.

ÄTHERISCHE ÖLE BEI MENSTRUATIONSSCHMERZEN

Entkrampfend und wärmend wirkende ätherische Öle sind perfekte Helfer. Ab der Pubertät können eingesetzt werden:
Muskatellersalbei: stark entkrampfend und hormonell regulierend
Rosengeranie: stark entkrampfend, stressmindernd und hormonell regulierend
Ylang Ylang: stark entkrampfend und stimmungsaufhellend
Salbei (ketonarm, Bezugsquelle S. 139): regulierend auf die Schweißproduktion
Teebaum: stark breitbandwirksam auf viele Keime
Bergamotte: stark stimmungsaufhellend
Grapefruit: stark stimmungsaufhellend, fördert die Kommunikation
Zudem sollten die Grundbausteine der Hormone im täglichen Essen nicht fehlen: Nüsse und Saaten sowie hochwertige native Pflanzenöle.

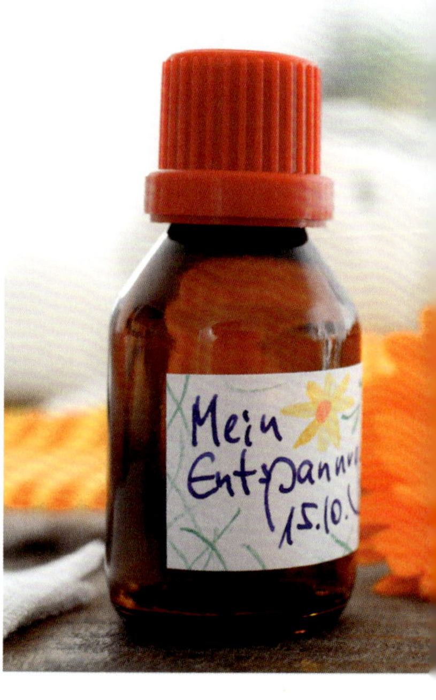

Akne

Die Hormone fahren Achterbahn, hinzukommen Pickel und Mittesser. In der Pubertät wird die Talgproduktion genauso durch Hormone angeregt, wie das Wachstum von Haaren, Organen und Knochen. Die Haut benötigt nun andere Wirkstoffe als im Kindesalter.

ANTI-PICKEL-ROLL-ON

Manchmal machen einzelne Pickel Probleme: Sie entzünden sich und schmerzen. Dieser Roll-on wirkt antibakteriell, entzündungshemmend und schmerzlindernd.

10 ml Wodka
3 Tropfen Teebaum
3 Tropfen Manuka
3 Tropfen Lavendel fein
1 Tropfen Immortelle
Roll-on

- Die ätherischen Öle mit dem Wodka in einem Roll-on-Fläschlein mischen.
- Bei Bedarf über den Pickel rollen.
- Der Roll-on darf aus hygienischen Gründen nur von einer Person benutzt und sollte nach vier Wochen entsorgt werden.

LIEBER SELBST GEMACHT
Konventionelle Anti-Pickel-Pflege trocknet die Haut häufig aus und reizt sie zusätzlich, manche Produkte wirken laut Studien sogar fördernd auf das Sprießen der Pickel. Die selbst gemachte Hautpflege auf dieser Seite hingegen wirkt entzündungshemmend und pflegend.

Unterstützerin für Mädchen und Frauen: Die Ringelblume wirkt sanft hormonregulierend.

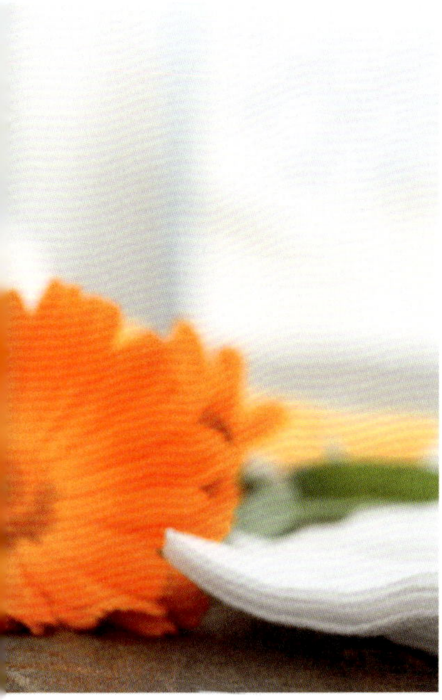

Rezepturen unabhängig vom Alter ab der Pubertät verwenden.

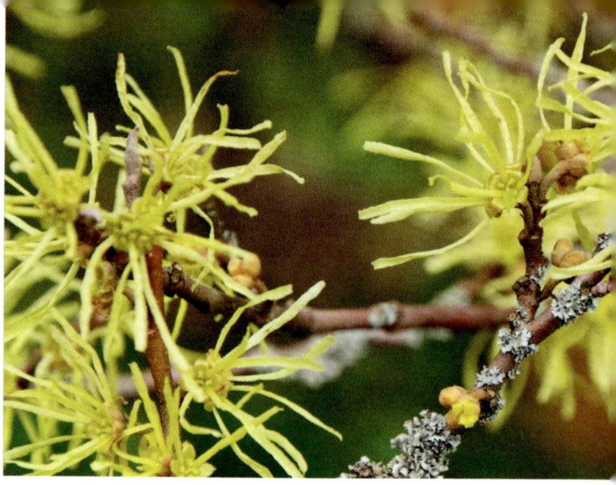

Blüten im Winter: Aus der Rinde der Zaubernuss (Hamamelis) wird eine entzündungshemmende Kosmetikzutat gewonnen.

KLÄRENDES GESICHTSWASSER

Die tägliche Reinigung der von Akne geplagten Haut vermindert Entzündungen und beugt diesen vor.

45 ml Rosenhydrolat
45 ml Hamamelishydrolat
10 ml Wodka
2 Tropfen Manuka
2 Tropfen Salbei (ketonarm)
4 Tropfen Teebaum
2 Tropfen Benzoe Siam
2 Tropfen Lavendel fein
Sprühflasche (100 ml), Wattepads

- Zuerst die ätherischen Öle im Wodka auflösen, dann mit den beiden Hydrolaten in einer Sprühflasche mischen.
- Die Mischung vor jeder Anwendung gut schütteln.
- Ein paar Sprühstöße auf ein Wattepad geben und die Gesichtshaut abends damit reinigen.

GESICHTSFLUID FÜR DIE TÄGLICHE HAUTPFLEGE

Da die pubertierende Haut meist zu viel Talg produziert und zu fettig ist, sollte die tägliche Hautpflege leicht sein und sanft die hormonellen Kapriolen regulieren.

40 ml Rosen- oder Teebaumhydrolat
5 ml Wodka
5 ml Aloe-Vera-Gel
3 Tropfen Teebaum
1 Tropfen Rosengeranie
1 Tropfen Ho-Blätter
2 Messerspitzen Xanthan (Bezugsquelle S. 139)
verschließbares Glas, Hand-Milchaufschäumer, Spatel

- Die ätherischen Öle in einem sauberen Glas im Wodka auflösen.
- Aloe-Vera-Gel sowie das Hydrolat hinzufügen und alles gut mischen.
- Das Xanthan vorsichtig darüberstreuen und mit einem Hand-Milchaufschäumer schnell verrühren.
- Die Gesichtshaut täglich damit eincremen.
- Das Fluid ist etwa vier Wochen haltbar. Bitte nur mit sehr sauberen Fingern oder einem Spatel entnehmen.

WAS IST XANTHAN?
Xanthan ist ein natürliches Polysaccharid und wird in Kosmetikprodukten als Gelier- und Verdickungsmittel eingesetzt.

Hautpflege für Teenager

Die Haut leidet in der Pubertät wie die Psyche unter „Stimmungsschwankungen". Mal sieht der Teint strahlend schön aus, mal stumpf und trocken und schreit geradezu nach Hilfe.

SOS-SPRAY FÜR DIE HAUT

Dieses Hautspray kann immer dann aufgesprüht werden, wenn die Haut Hilfe benötigt: wenn sie gerötet oder mit Pickelchen übersät ist oder sich nicht „normal" anfühlt.

25 ml Rosenhydrolat
10 ml Teebaumhydrolat
15 ml Orangenblütenhydrolat
1 Karottensamen
1 Ho-Blätter
1 Bergamottminze
Sprühflasche (50 ml)

- Die Hydrolate und die ätherischen Öle in einer Sprühflasche mischen.
- Vor jeder Anwendung gut schütteln.
- Bei Bedarf auf die betroffenen Hautpartien sprühen.

KÖRPERSAHNE

Diese traumhaft fluffige Körperbutter kann statt der üblichen Bodylotions nach der täglichen Dusche benutzt werden.

75 g Sheabutter
50 g Kakaobutter
50 ml Aprikosenkern- oder Mandelöl
20 g Kokosöl
20 ml Jojobaöl
4 Benzoe Siam
8 Grapefruit
4 Ho-Blätter
Rührgefäß, Teigschaber, Cremedose, Handrührgerät

- In einem sauberen hohen Rührgefäß Shea- und Kakaobutter im Wasserbad (oder auf dem Heizkörper) bei maximal 40 °C vorsichtig schmelzen.
- Die restlichen Zutaten dazugeben und die Mischung mit einem Handrührgerät kalt rühren. Zwischendurch immer wieder mit einem Teigschaber Reste vom Rand nach unten schieben.
- Die Mischung für etwa 10 Minuten ins Tiefkühlfach geben und danach wieder rühren, bis sie ganz sahnig ist. Diesen Vorgang kann man noch einmal wiederholen.
- Die Mischung in eine Cremedose abfüllen.
- Sparsam anwenden! Diese Körpersahne ist sehr reichhaltig.

Tipp: Native Sheabutter duftet leicht nussig, die raffinierte Version ist geruchsneutral.

Rezepturen unabhängig vom Alter ab der Pubertät verwenden.

Körpergerüche

Durch die hormonelle Umstellung während der Pubertät verändert sich auch der Körpergeruch von Jugendlichen – allerdings zunächst meist nicht zum Positiven.

DEO-SPRAY

Das selbst gemachte Deo hält zwar nicht 12 oder gar 24 Stunden, wie die Werbung oft von käuflichen Deos behauptet. Doch es kann bedenkenlos mehrmals am Tag angewendet werden.

25 ml Rosenhydrolat oder Hamamelishydrolat
25 ml Wodka
1 TL Backnatron
5 Tropfen Grapefruit
5 Tropfen Rosengeranie oder Lavendel fein
3 Tropfen Salbei (ketonarm)
2 Tropfen Atlaszeder
Sprühflasche (50 ml)

- Alle Zutaten in einer Sprühflasche mischen.
- Vor jeder Anwendung gut schütteln.
- Wie ein handelsübliches Deo verwenden, bei Bedarf auch mehrmals täglich.

Ganz ohne krebsverdächtige Inhaltsstoffe: Ein stimmungshebendes Naturdeo.

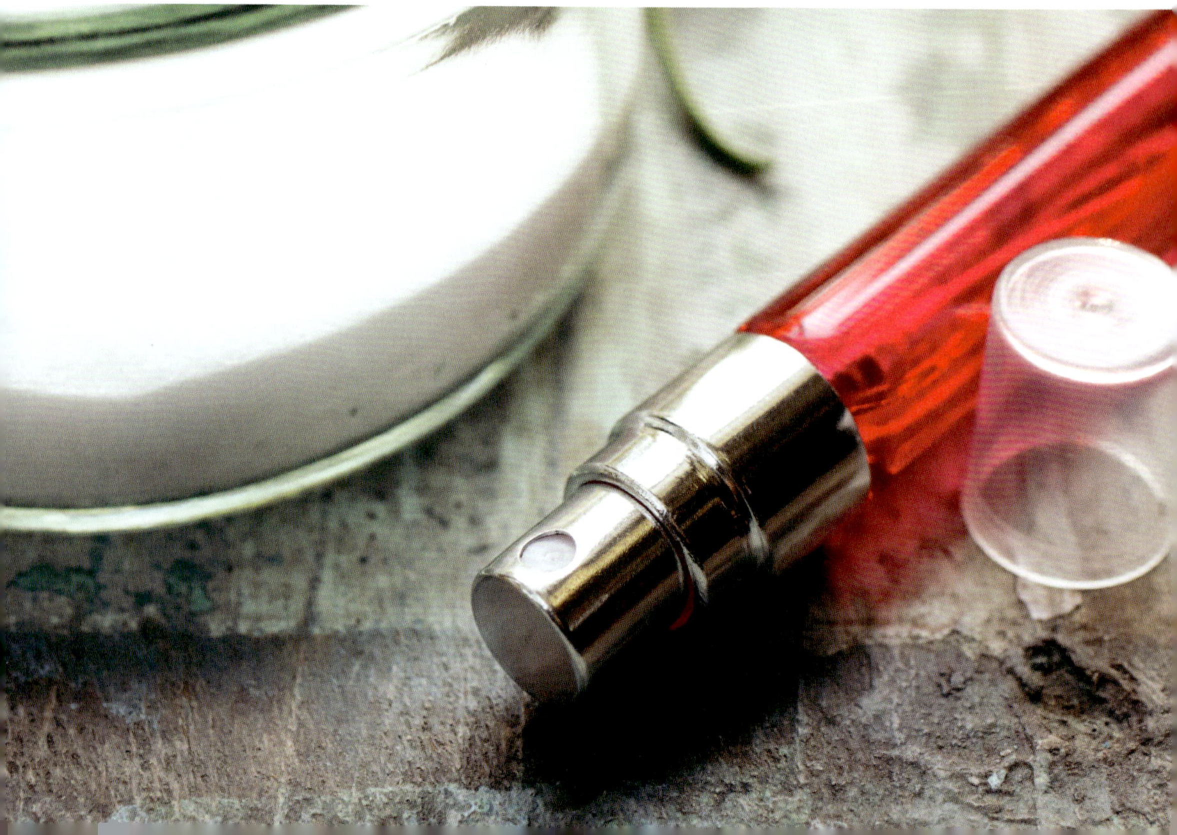

SELBST GEMACHTE DEOS MIT MEHRWERT
Die meisten herkömmlichen Deos enthalten eher ungünstige und gesundheitlich bedenkliche Inhaltsstoffe. Dieses selbst hergestellte wundervoll duftende Deodorant enthält weder Parabene noch Aluminiumsalze, erfüllt aber den gleichen Zweck wie gekaufte Deos – und hat zudem noch positiven Einfluss auf die Stimmung.

DEO-CREME

Neuerdings sind Deo-Cremes total in Mode gekommen. Sie werden einfach unter die Achseln gerieben.

20 g Sheabutter
15 g Kakaobutter oder natives Kokosfett
1 EL Maisstärke
1 EL Backnatron
5 Zitrone
5 Rosengeranie
3 Salbei (ketonarm)
2 Ho-Blätter
verschließbares Glas, Spatel oder Löffel

- Shea- und Kakaobutter vorsichtig zusammen schmelzen: auf der Heizung oder in einem sehr sauberen Schraubglas im warmen (nicht heißen) Wasserbad. Dabei ab und zu mit einem sehr sauberen Löffel oder Spatel umrühren.
- Stärke und Natron gleichmäßig in die geschmolzenen Zutaten einrühren, zum Schluss die ätherischen Öle unterrühren. (Das Natron eventuell vorher zu feinem Pulver mörsern.)
- In ein verschließbares Glas füllen und die Creme nach dem Waschen unter den Achseln verreiben.

FUSSDEO

Auch die Füße beginnen während der Pubertät, vermehrt zu schwitzen und zu riechen. Synthetische Socken und Schuhe, welche die Füße „luftdicht“ einpacken, tun ihr Übriges.

40 ml Hamamelishydrolat
10 ml Wodka
3 Salbei (ketonarm)
5 Teebaum
5 Grapefruit
2 Rosengeranie
Sprühflasche (50 ml)

- Zuerst die ätherischen Öle mit dem Wodka mischen.
- Das Hydrolat in eine größere Sprühflasche füllen und die Öl-Wodka-Mischung zufügen.
- Flasche vor jedem Gebrauch gut schütteln.
- Füße nach dem Waschen regelmäßig damit einsprühen. Diese Mischung beugt gleichzeitig lästigem Fußpilz vor.

Tipp: Baumwollstrümpfe und gutes Schuhwerk verhindern meistens schon das Schlimmste. Auch wer die Füße nach dem Duschen sehr kalt abduscht, kann lästigem Fußschweiß entgegenwirken.

Fettige Haare

Fettige Haare sind für viele Jugendliche ein Problem. So kann es sein, dass die Haare ein paar Stunden nach dem Waschen wieder fettig sind. Eine möglichst natürliche Haarpflege reguliert die Talgproduktion und enthält keine bedenklichen Zusatzstoffe.

REGULIERENDES HAARSHAMPOO

Einige ätherische Öle regulieren die überschüssige Talgbildung durch ihre sanft zusammenziehende Wirkung auf die Talgdrüsen, Atlaszedernöl wirkt haarwuchsfördernd.

200 ml neutrales Bio-Shampoo (Bezugsquelle S. 139)
5 Tropfen Melisse
5 Tropfen Atlaszeder
5 Tropfen Grapefruit
5 Tropfen Bergamottminze

- Die ätherischen Öle mit der Shampoo-Grundlage mischen.
- Eine walnussgroße Menge Shampoo reicht für einmal Haarewaschen aus.

HAARWASSER FÜR ZWISCHENDURCH

Das Haarwasser ist völlig fettfrei und kann auf den Haaransatz aufgesprüht werden. Es unterstützt die Regulation der Talgdrüsen.

25 ml Melissenhydrolat
20 ml Teebaumhydrolat
5 ml Wodka
4 Tropfen Melisse
4 Tropfen Lavendel fein
2 Tropfen Atlaszeder
Sprühflasche (50 ml)

- Alle Zutaten in einer Sprühflasche vermischen und vor jeder Anwendung gut schütteln.
- Das Haarwasser kann direkt nach dem Haarewaschen in das noch feuchte Haar oder einfach zwischendurch auf die Kopfhaut aufgesprüht werden.

EIN TEUFELSKREIS
Durch die hormonelle Umstellung während der Pubertät werden auch die Talgdrüsen der Kopfhaut übereifrig. Schon wenige Stunden nach dem Haarewaschen sieht die Frisur wieder fettig aus, was zur Folge hat, dass die Haare öfter gewaschen werden. Dies regt jedoch die Talgproduktion noch mehr an. Ein selbst gemachtes Shampoo beruhigt und reguliert die Talgproduktion.

Tropfen: Rezepturen unabhängig vom Alter ab der Pubertät verwenden.

Die dufte Reiseapotheke

Im Koffer sollte immer etwas Platz für eine kleine Reiseapotheke mit ätherischen Ölen und Hydrolaten bleiben. Mit der Unterstützung der duften Helferlein können wir von Reisen mit Kindern möglichst viel Erholung in den Alltag hinüberretten.

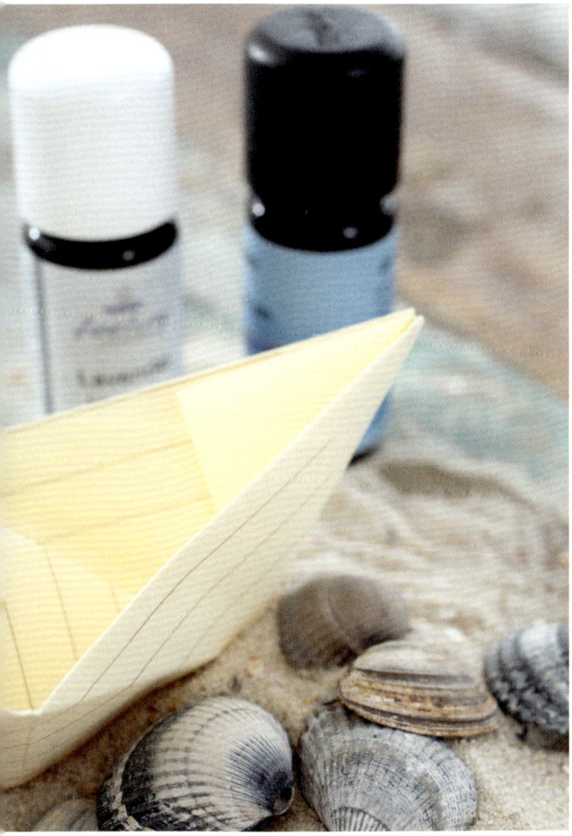

INSEKTEN-ABWEHR-MITTEL

Je nach Land und Jahreszeit sollte es unbedingt mit ins Gepäck.

50 ml Kokosöl
3 💧 Zitroneneukalyptus
3 💧 Lavendel fein
2 💧 Atlaszeder
2 💧 Rosengeranie
verschließbares Glas

- Das Kokosöl vorsichtig in einem Glas im Wasserbad schmelzen (sehr warmes Wasser ist ausreichend, es muss nicht kochen).
- Die ätherischen Öle zufügen, gut mischen. Beim Abkühlen auf Raumtemperatur wird das Fett wieder fest. Im sonnigen Urlaubsland wird es dagegen flüssig werden, darum nur gut verschlossen einpacken!
- Vor dem Aufenthalt im Freien auf die Haut auftragen, um lästige Plagegeister abzuwehren.

Dufte Begleiter auf Reisen: Damit die Erholung nicht ins Wasser fällt.

LAVENDELÖL UND ROSENHYDROLAT FÜR DIE ERSTE HILFE

Selbst bei schmerzhaften Verletzungen durch Quallen können Sie mit Lavendelöl erste Hilfe leisten, bis ein Arzt entscheidet, wie weiter behandelt wird. Die Wirkung wird verstärkt, wenn Sie vorher Rosenhydrolat aufsprühen – dieses kann auch sehr hilfreich bei plötzlichen Hautreizungen sein.
Beachten Sie, dass die Haltbarkeit von Rosenhydrolat im warmen Urlaubsland nur bis zu etwa vier Wochen beträgt. Daher kann es sinnvoll sein, sich ein kleines Fläschchen für die Reisezeit abzufüllen.

SCHNITTE, STICHE UND ANDERE KLEINE VERLETZUNGEN

Pures Lavendelöl desinfiziert die Wunde, Schmerzen lassen nach und die Bildung von neuem Gewebe wird angeregt.

1 Lavendel fein

- Das Lavendelöl unverdünnt auf kleine Schnittwunden und Stiche geben.

AUFLAGE BEI VERSTOPFUNG UND LEICHTEM DURCHFALL

Falls es durch Reise und Klimaumstellung zu Unpässlichkeiten, Übelkeit und Bauchschmerzen kommt, hilft diese wohltuende Bauchauflage. Bei starkem Durchfall sollten Sie einen Arzt konsultieren.

1 TL Johanniskrautöl
1 Fenchel
Waschlappen, Handtuch

- Das ätherische mit dem fetten Öl mischen.
- Das Bäuchlein satt damit einreiben.
- Einen in sehr warmem Wasser erwärmten, gut ausgewrungenen Waschlappen darauflegen und mit einem trockenen Handtuch abdecken.
- Auflage nach etwa 10 Minuten, wenn kein Wärmeeffekt mehr spürbar ist, entfernen.
- Ein qualitativ hochwertiger Kamillentee kann die Wirkung von innen unterstützen.

ANTI-ÜBELKEIT-STIFT

Wenn Ihr Kind zu Übelkeit beim Autofahren und Fliegen neigt, hilft ein Inhalierstift mit ätherischen Ölen.

1 / 1 Orange
1 / 1 Zitrone
0 / 1 Pfefferminze
Inhalierstift

- Die ätherischen Öle auf das Zellstoffröllchen des Inhalierstifts geben.
- Das Kind kann immer, wenn es Übelkeit aufsteigen spürt, tiefe Atemzüge von diesem Duftmix nehmen.

SCHLAF SCHÖN!

Wenn Kinder durch neue, fremde Eindrücke aufgedreht oder unruhig sind, hilft Lavendelöl.

1 Lavendel fein oder 1 Mandarine rot
Waschlappen oder Wattepad

- Lavendelöl auf einen Waschlappen oder ein Wattepad träufeln und beim Einschlafen aufs Kopfkissen legen.

Alternativen: Auch die ätherischen Öle von Bergamottminze, Kamille römisch und sogar Rosenhydrolat geleiten – auf dieselbe Weise angewendet – in das Reich der Träume.

ERSTE ERKÄLTUNGSANZEICHEN

Sollten Heiserkeit, Husten und Schnupfen im Anmarsch sein, ist neben Lavendelöl das schleimlösende Cajeputöl ein perfekter Mitreisender.

1 Cajeputöl
Papiertaschentuch

- Cajeputöl auf ein Papiertaschentuch träufeln.
- Bei Bedarf daran schnuppern oder das Taschentuch neben das Kopfkissen legen.

Alternative: Wem Cajeputöl zu stark ist, kann auf Myrtenöl zurückgreifen.

NOTFALLMISCHUNG: MILC-MIX

Bei kleinen und großen Notfällen, wie leichten Wunden, Prellungen, Schnitten und Insektenstichen, hilft MILC: Manuka-Immortelle-Lavendel-Cistrose.

10 Manuka
10 Immortelle
10 Lavendel fein
10 Cistrose
Tropfflasche (5 ml)

- Alle Öle in einem Fläschchen mischen. Am besten schon vor Reisebeginn vorbereiten und vorsorglich mitnehmen.
- Die Mischung darf pur auf Verletzungen, Stichen und Schnitten aufgetragen werden.

DAS WICHTIGSTE FÜR DIE REISEAPOTHEKE

Kinder verletzen sich oft und reagieren auf eine neue Umgebung oder ungewohntes Essen mit Durchfällen oder Fieber. Häufiges Baden im Meer oder Pool führen zu Erkältungserscheinungen und Blasenentzündung. Da kann die Reiseapotheke helfen. Bewahren Sie Naturprodukte am kühlsten und dunkelsten Platz ihres Feriendomizils auf.

ÄTHERISCHE ÖLE

Lavendel fein: Sonnenbrand, Insektenstiche, Schürfwunden, Kopfschmerzen, Husten, Ohrenschmerzen, Fieber, Bauchschmerzen
Cajeput: entzündete Insektenstiche, Blasenentzündung, Husten, Schnupfen, Ohrenschmerzen, Verstauchungen, Prellungen
Manuka: Juckende Insektenstiche, juckende Haut, Fußpilz, Husten, Schürfwunden
Cistrose: Schnittwunden, Schürfwunden, Nasenbluten, Juckreiz

HYDROLATE

Immortellenhydrolat: kleine Verletzungen, Prellungen, blaue Flecke
Rosenhydrolat: kleine Verletzungen, Sonnenbrand, Sonnenallergie, Bindehautentzündung, Fieber

PFLANZENÖLE

Mandelöl: Grundlage für alle Mischungen
Johanniskrautöl: Sonnenbrand, Prellungen, Ohrenschmerzen
Aloe-Vera-Mazerat: Sonnenbrand

Im Krankenhaus: Angst und Heimweh

Zum Glück gehören die Tage, in denen Kinder mutterseelenallein im Krankenhaus verbringen mussten, (fast) der Vergangenheit an. Ätherische Öle machen den Aufenthalt erträglicher und sicherer, was zusätzliche Infektionen anbelangt.

BERUHIGUNGS-SCHNUPPERCHEN

Schlafen in der ungewohnten, unruhigen Umgebung mit Geräuschen und ständigen Visiten kann für kleine Hüpfer zur Herausforderung werden. Ein „duftendes“ Kuscheltier kann für erholsame Ruhe sorgen.

1 Tropfen Bergamottminze
1 Tropfen Mandarine rot
Nickytuch, Lieblingskuscheltier

- Die ätherischen Öle auf das Nickytuch geben und dem heiß geliebten Kuscheltier umbinden. Es kann das Kind während des Krankenhausaufenthaltes begleiten.
- Bitte nicht die Puppe oder das Kuscheltier selbst beduften, da die feinst verteilten ätherischen Öle oxidieren können, später anfangen zu stinken und schlecht wieder zu entfernen sind.

HAND- UND KUSCHELTUCHSPRAY

Bei großer Angst bis hin zur Panik ist Orangenblütenhydrolat ein Notfallhelfer – ähnlich wie die bekannten Rescue-Tropfen der Bachblütentherapie.

50 ml Orangenblütenhydrolat
5 Tropfen Mandarine rot
1 Tropfen Kamille römisch

- Beide ätherischen Öle in die Sprühflasche mit dem Hydrolat geben.
- Vor jeder Anwendung gut schütteln.
- Etwas davon in die eigenen Handinnenflächen sprühen und dem Kind die Händchen halten.
- Es können auch ein bis zwei Sprühstöße auf das Kuscheltuch des Kindes gesprüht und ins Bettchen gelegt werden.

DAS RIECHT NACH MAMA UND PAPA
Mama oder Papa dürfen im Krankenhaus fast immer ihr „Zelt“ in der Nähe des Kindes aufschlagen. Sollte dies nicht möglich sein, geben Sie ihrem Kind ein (kurz getragenes) T-Shirt oder einen Ihrer Schals mit. Der vertraute Duft der Eltern kann ein wenig über die Einsamkeit und Hilflosigkeit hinwegtrösten.

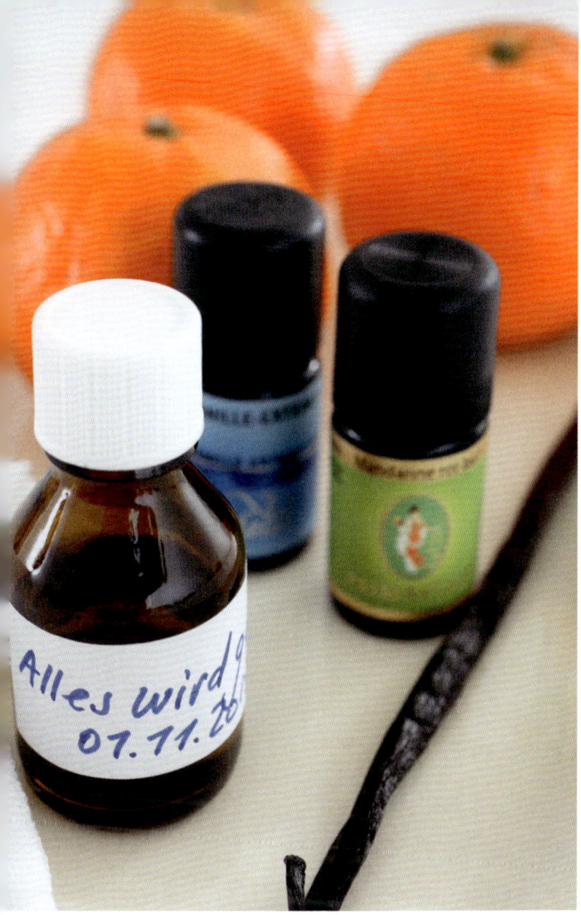

So wichtig wie die medizinische Betreuung: Düfte, die an Zuhause erinnern.

GRUNDMISCHUNG „KEINE ANGST"

Viele ätherische Öle wirken beruhigend und angstlösend, deshalb ist diese Mischung für Kinder und Eltern ein dufter Begleiter, wenn der Alltag oder die Nachtruhe nicht ganz einfach sind.

20 Lavendel fein
20 Mandarine rot
10 Benzoe Siam
5 Melisse
Tropfflasche (5 ml), Papiertaschentuch oder Filzpad

- Die ätherischen Öle in dem Fläschlein mischen.
- Bei Unruhe, Angst (vor Untersuchungen) und Ungewissheit einen Tropfen der Mischung auf ein Papiertaschentuch oder ein Filzpad geben. Es darf immer wieder daran geschnuppert werden.

ANTI-BLAUE-FLECKEN

Blaue Flecken nach Prellungen, Brüchen, Schnitten sowie auch durch eingeführte Schläuche und Nadeln können hervorragend mit Immortellenhydrolat gepflegt werden.

Immortellenhydrolat (ohne Alkohol)
evtl. Wattepad

- Das Hydrolat nach dem Waschen oder vorsichtigem Reinigen der Haut in die Nähe der betreffenden Stellen sprühen und einziehen lassen.
- Auch ein damit befeuchtetes Wattepad, auf die Haut aufgetupft, kann hilfreich sein.
- Nicht auf offenen Wunden anwenden!

Tipp: Man kann fast zusehen, wie Schwellungen und „Veilchen" durch das Immortellenhydrolat verschwinden. Gleichzeitig lindert dieses leicht nach Curry duftende Pflanzenwasser auch das seelische Trauma.

Multiresistente Keime (MRSA)

In der heutigen Zeit infizieren antibiotikaresistente Krankenhauskeime (wie bestimmte Staphylokokken und Pseudomonas) immer mehr Patienten und schlimmstenfalls auch deren Besucher. Viele Eltern fragen sich, ob und wie sie ihr Kind schützen können.

KEIMSCHRECK-ÖL

Diese Rezeptur wirkt gegen Keime, gleichzeitig helfen die stark entspannend wirksamen ätherischen Öle, Ängste und Einsamkeitsgefühle etwas zu lindern.

10 ml Jojobaöl
1 Tropfen Neroli
1 Tropfen Rosengeranie
1 Tropfen Lavendel fein

- Die ätherischen Öle ins Jojobaöl mischen.
- Die zu operierende Stelle oder benachbarte Körperstellen zwei- bis dreimal täglich damit einreiben.

Tipp: Nach einem chirurgischen Eingriff werden viele Kinder (auch Erwachsene) von Übelkeit geplagt. Ein Inhalierstift mit Zitronenöl kann deutliche Erleichterung bringen. Sie finden die Rezeptur Anti-Übelkeit-Stift auf S. 116.

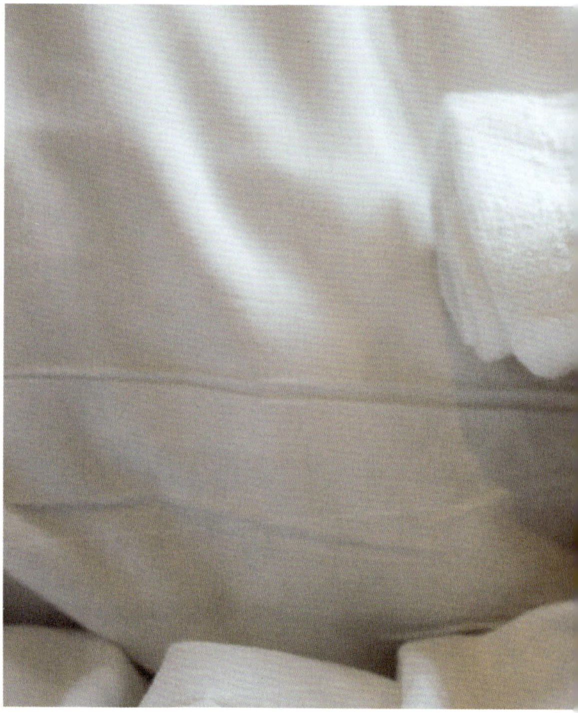

ÄTHERISCHE ÖLE GEGEN KRANKENHAUSKEIME

Es ist auf jeden Fall einen Versuch wert, mit ätherischen Ölen zumindest das Immunsystem zu unterstützen, denn viele wirken keimtötend. Natürliche „Duftwolken" wirken nachweislich störend auf die Kommunikation vieler Bakterien, so verlieren sie an Power. Millionenalte Verteidigungsmechanismen von Pflanzen stören die Schwarmkommunikation vieler Bazillen, sodass sie nicht oder weniger aggressiv attackieren können. Dieser neue Zweig der Antibiotikaforschung hat in den letzten zehn Jahren spannende Erkenntnisse hervorgebracht.

Bei einem geplanten Klinikbesuch sollte Ihr Kind bereits etliche Tage vorher mit ätherischen Ölen verwöhnt werden.

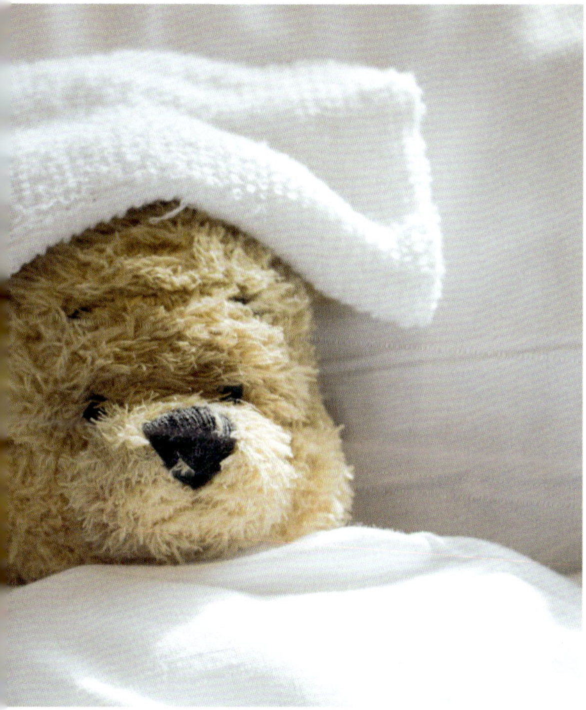

Ätherische Öle wirken wie ein schützender Schleier, den viele Krankheitskeime nachweislich nicht durchdringen können.

RAUMSPRAY

Dieses antibakteriell wirksame Raumspray kann das Immunsystem in seiner Selbstregulation stärken und somit die Keimabwehr unterstützen.

50 ml Wodka
5 Thymian Linalool
3 Lavendel fein
2 Angelikawurzel
5 Zitrone
5 Manuka
Sprühflasche (50 ml)

- Die ätherischen Öle in die mit Wodka gefüllte Sprühflasche mischen.
- Vor jedem Sprühen gut durchschütteln.
- Die Mischung mehrmals täglich im Krankenzimmer versprühen.

Varianten: Für ein Handspray nehmen Sie statt 50 ml Wodka nur 45 ml Wodka und 5 ml Jojobaöl und mischen die ätherischen Öle darin. Mehrmals am Tag die Hände damit desinfizieren. Das Jojobaöl sorgt dafür, dass die Haut nicht allzu sehr austrocknet. Diese Mischung ist für Kinder ab drei Jahren geeignet. Aktive Bestandteile von jeweils einem Tropfen Manukaöl und Zitronenöl in elektrischen Duftlampen, Diffusoren oder auf Riechkompressen können durch Inhalieren ins Blutsystem gelangen und so ebenfalls bei der Keimabwehr unterstützen.

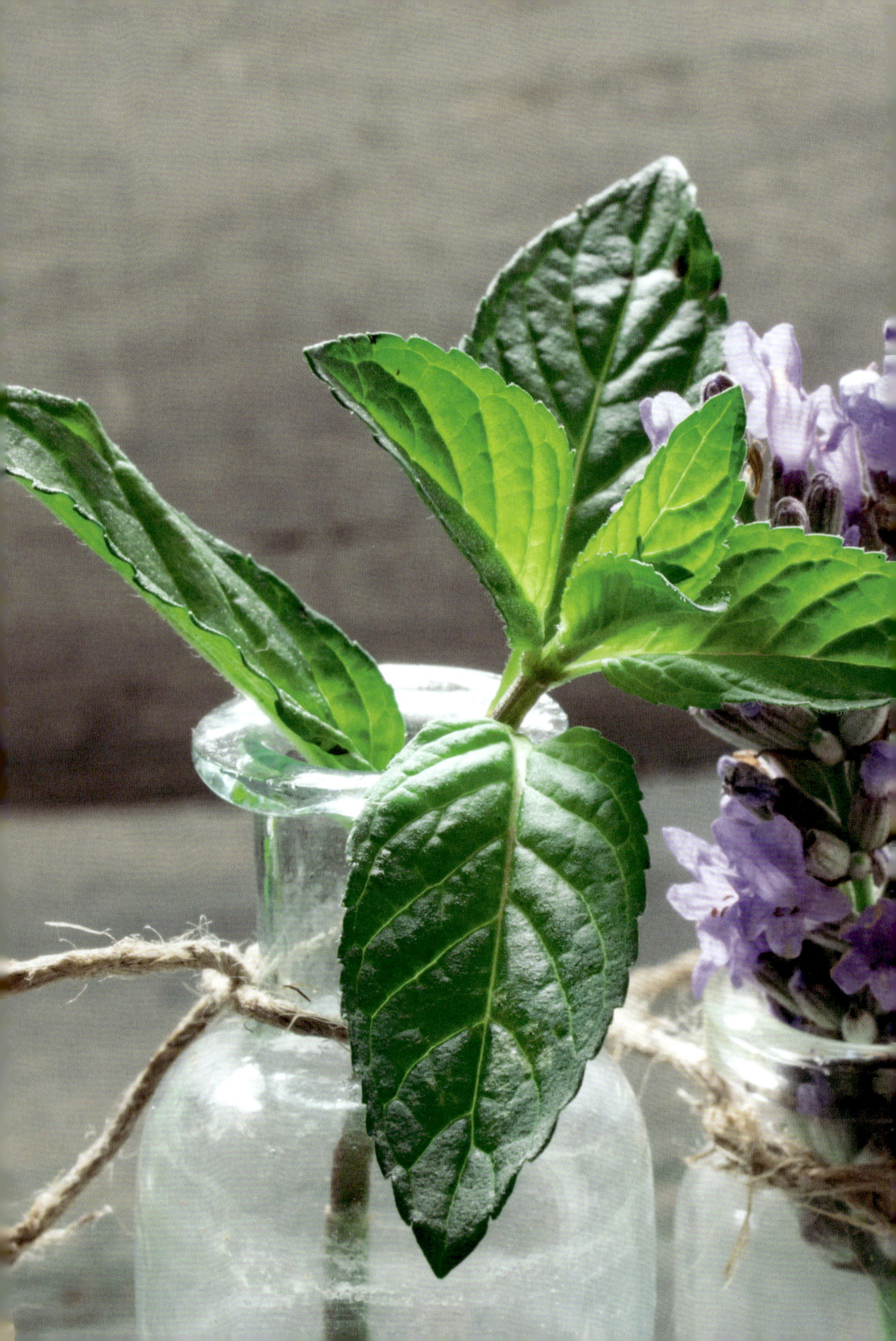

Wissenswertes und Nützliches

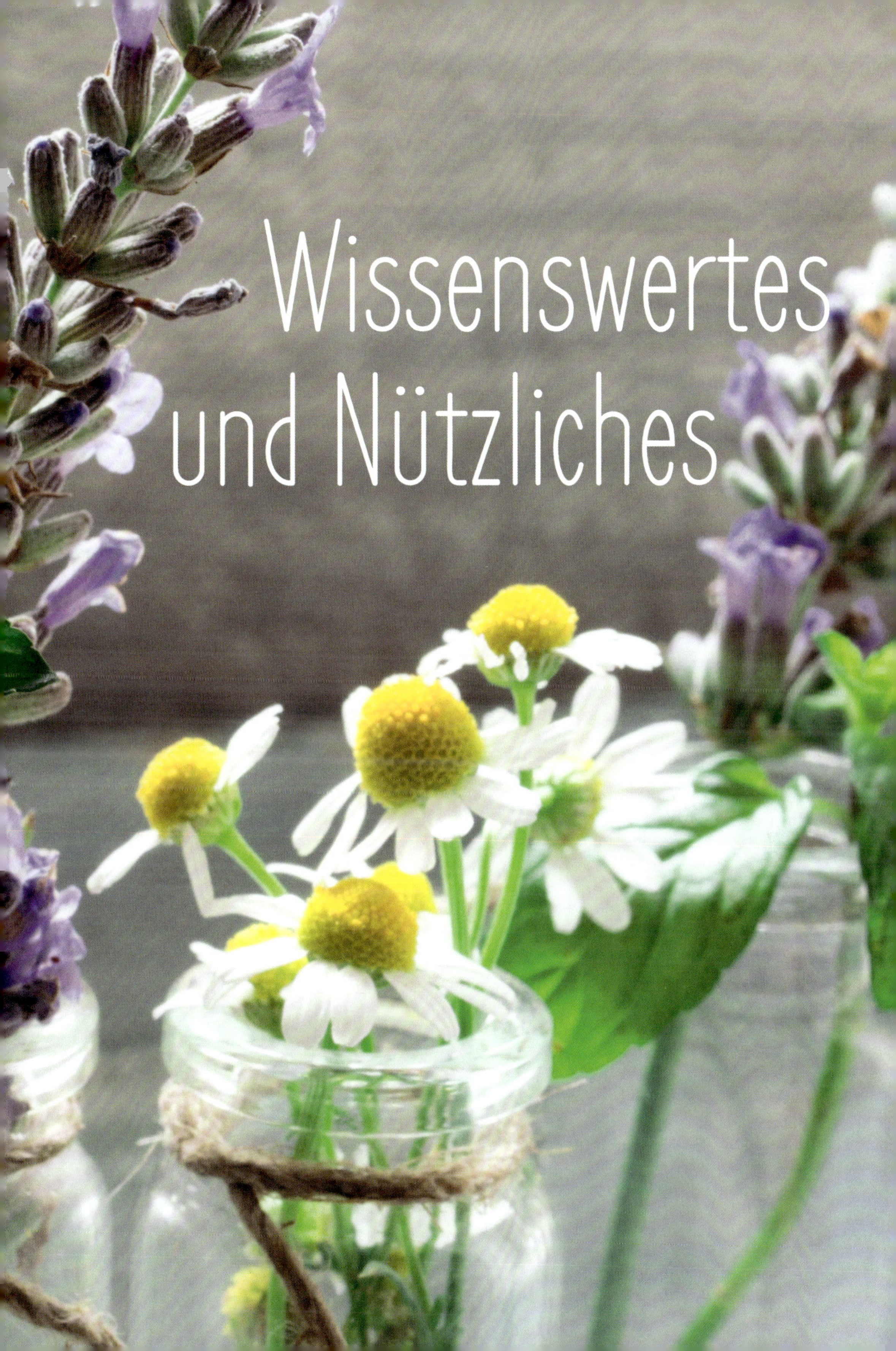

Kinder und ätherische Öle – was sagt die Wissenschaft?

„Das ist ja alles schön und gut, aber doch reine Glaubenssache." Mit solchen und ähnlichen Behauptungen sehen wir Aromatherapeuten uns regelmäßig konfrontiert. Also, was ist dran an der Wirksamkeit von ätherischen Ölen und Co.?

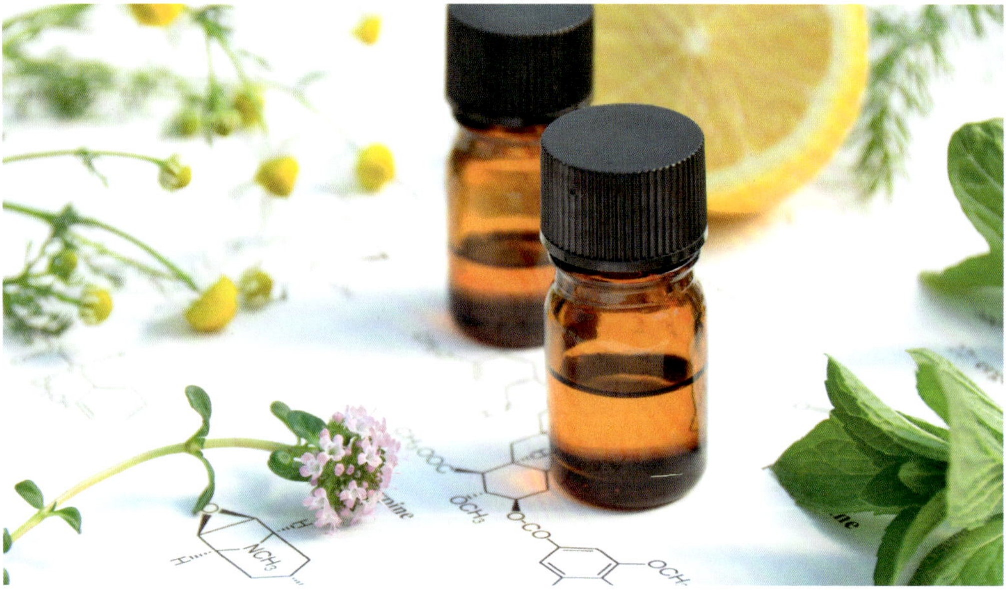

Ätherische Öle werden weltweit gut untersucht: Sie bestehen aus pharmakologisch aktiven Inhaltsstoffen.

Liebe geht durch die Nase

Wir können inzwischen auf einige reich gefüllte, anerkannte wissenschaftliche Datenbanken zurückgreifen. Viele Wirkungsmechanismen von ätherischen Ölen sind gut untersucht und bekannt, jedoch bestehen – wie in der Schulmedizin – auch auf diesem Gebiet noch reichlich Wissenslücken.

Es ist bekannt, auf welche Weise einige Inhaltsstoffe von ätherischen Ölen entzündungshemmend und abschwellend auf die menschlichen Zellmembranen wirken. Auch konnte seit den 1970er-Jahren in unzähligen Laborversuchen gezeigt werden, welche ätherischen Öle welche Krankheitskeime reduzieren oder sogar abtöten können. Indem die Zellmembran der „Bösewichte" destabilisiert wird, verlieren sie an Kampfkraft oder sogar ihr Leben.

Inzwischen gibt es erste Erkenntnisse, dass natürliche Riechstoffe Bakterien derart in ihrer Kommunikation stören können, dass mithilfe von ätherischen Ölen ihre Angriffsfähigkeiten deutlich reduziert werden können.

Wie einige Moleküle in ätherischen Ölen schmerzlindernd wirken und wie sich stimmungsaufhellende Bestandteile auf unsere Nerven-Botenstoffe auswirken, sind ebenfalls recht gut untersucht. Letztere können beispielsweise durch das Regulieren der Produktion von „Happy-Hormonen" unsere Befindlichkeit und unseren Entspannungspegel sehr positiv beeinflussen. Die zahlreichen Erkenntnisse, dass viele Moleküle in ätherischen Ölen zumindest im Reagenzglas deutlich antitumoral wirken, haben sich leider bislang nicht auf die Entwicklung von unterstützenden Krebs-Medikamenten ausgewirkt.

Da einige ätherische Öle erwiesenermaßen das Eindringen von manchen Medikamenten wie Antibiotika und Chemotherapeutika verstärken können, zeichnet sich in diesen Bereichen eine mögliche „Verbündung" beider Therapiearten ab. Somit kann Aromatherapie zu einer wahren Komplementärtherapie werden. Das ist insbesondere im Bereich der immer resistenter werdenden Bakterien wichtig und betrifft nicht nur ältere immungeschwächte Menschen, sondern könnte auch Kinder mit schweren Infektionen unterstützen: So kann eine lebenswichtige Antibiotikatherapie wieder ansprechen.

Also schauen wir uns einige konkrete Erkenntnisse von Wissenschaftlern an, welche die Wirkungen unserer bewährten Empfehlungen und Rezepturen untermauern.

Babys: Gezielt Düfte einsetzen …

Dass Kinder grundsätzlich einen stark ausgeprägten Geruchssinn haben, ist bekannt. Neugeborene finden die nährende Brustwarze der Mutter, indem sie vom Mamaduft angezogen werden, sie drehen ihr Köpfchen in Richtung der stillen Nahrungsquelle und unternehmen Versuche, sich dorthin zu robben. Man nennt das Nippel-Instinkt.

Der französische Kinderarzt Luc Marlier zeigte, dass Frühgeborene eindeutige Riechvorlieben ausdrücken können. Beim Geruch von ranziger Butter (Buttersäure) zeigen sie eine angeekelte Mimik. Bekommen sie jedoch Vanilleduft in die Nähe ihres Näschens gehalten, entspannt sich die Gesichtsmuskulatur, eventuell machen sie schmatzende Bewegungen. Zudem konnte beobachtet werden, dass dieser Geruch die durchschnittliche Zahl der Atemstillstände bei Frühgeborenen um 36 % reduzieren konnte. Die Autoren dieser kleinen Studie empfehlen daher angenehme, natürliche Düfte im Inkubator, wenn Koffein und Doxapram zur Atemstimulierung der Winzlinge nicht wirken.

... Gerüche reduzieren

Dr. Marlier und sein Team machen sich nach einer Umfrage in fast 100 französischen Neugeborenenstationen inzwischen auch dafür stark, dass weniger Gerüche (Babykosmetik, Desinfektions-, Putzmittel etc.) auf den Stationen verwendet werden, da hospitalisierte Babys während ihres ersten Lebensmonats durchschnittlich 1320 bis 1800 Gerüchen begegnen und Frühchen sogar durchschnittlich 3448 bis 2024 Gerüchen ausgesetzt sind. Parfümierte Eltern können diese Werte noch erheblich verschlimmern.

Auch die Autoren einer Bestandsaufnahme in 170 britischen Haushalten kamen zu dem Schluss, dass Durchfälle, Erbrechen und Ohrenschmerzen bei Säuglingen bis zu sechs Monaten signifikant mit dem Gebrauch von stark riechenden Haushaltsprodukten wie Duftspendern mit synthetischen Gerüchen zusammenhingen. Zudem wurde eine Verbindung zwischen Kopfschmerzen und Depressionen bei jungen Müttern und dem Gebrauch von Raumsprays gesehen.

Somit sollte es frischgebackenen Eltern ein Anliegen sein, ihren Sprösslingen möglichst unparfümiert, insbesondere im Oberkörper- und Kopfbereich, zu begegnen. Bonding, also der Aufbau von Nähe, erfolgt vor allem durch Geruchsmoleküle.

Feine Nasen

Kinder verfügen auch oft über besonders „feine Nasen", wenn es darum geht, eine Lösung für ihre womöglich gerade problematische Situation aus dem Ätherische-Öle-Kästchen zu finden. Darum ist es wichtig, sie in die Auswahl des Duftes für „Nachtmonster-Sprays", Konzentrations-Stifte, Hautschutzbalsame und Hustenöle mit einzubeziehen.

Für seelische Schieflagen sind zwei typische Kinderöle bereits recht gut untersucht: Orangen- und Lavendelöl. Jedoch auch etliche andere Naturdüfte können kranken und schmerzleidenden Kindern Erleichterung bringen.

Erfolg mit Lavendel

So erhielten beispielsweise 40 Neugeborene (zwei bis sechs Wochen alt), die an Koliken litten, sanfte Bauchstreichungen mit verdünntem Lavendelöl. Die Schreihäufigkeit pro Woche wurde als Indikator für die Anwesenheit oder Abwesenheit der Koliken gewertet. Die Schmerzsymptome konnten effektiv reduziert werden. Kinder der Kontrollgruppe, die lediglich Wasser einatmeten, signalisierten deutlich weniger Schmerzverringerung.

2017 konnte bei einem Experiment mit 60 Kindern gezeigt werden, dass das Einatmen von Lavendelöl 20 Minuten vor

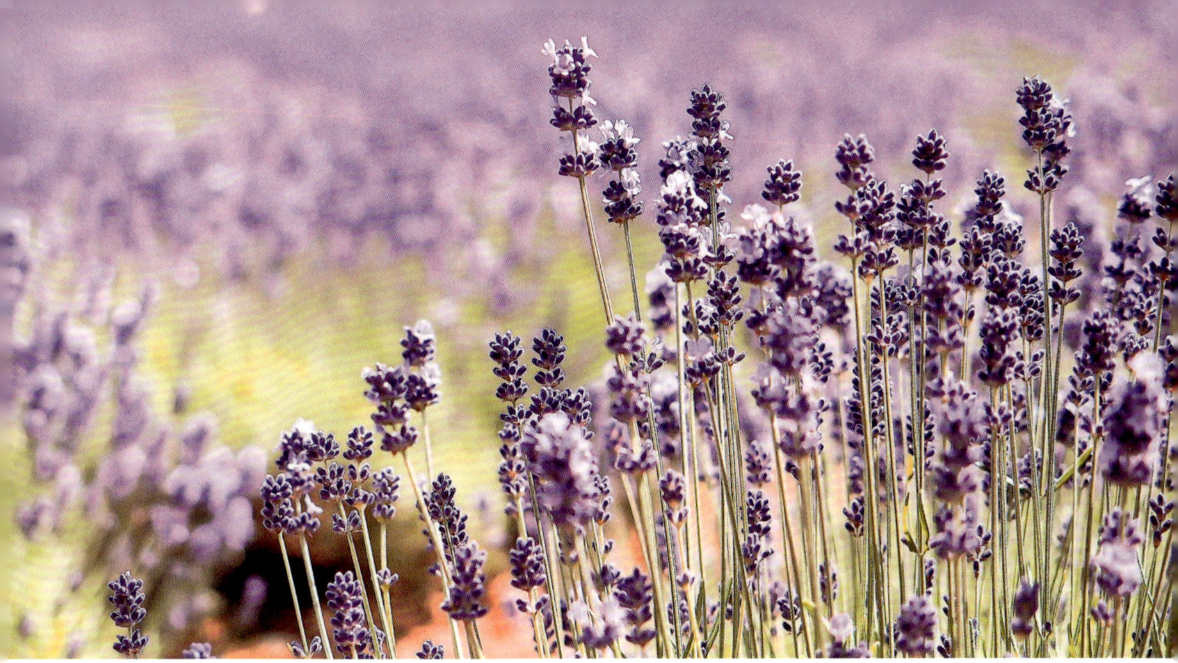

Tausendsassa Lavendelöl: Es ist eines der weltweit am besten untersuchten ätherischen Öle.

dem Legen eines Venenzugangs Schmerzen deutlich verringern kann. Das wurde sowohl sofort nach dem Stechen als auch 5 und 10 Minuten nach Legen des Katheters bestätigt.

48 iranische Kinder wurden nach einer Tonsillektomie (Entfernung der Gaumenmandeln) entweder nur mit Acetaminophen (Paracetamol) behandelt oder zusätzlich mit Lavendelöl-Inhalationen. Die Kinder waren sechs bis zwölf Jahre alt und wurden für diese Arbeit in zwei gleich große Gruppen eingeteilt. Bei den „Lavendelkindern" zeigte sich eine statistisch signifikante Verringerung der Einnahme des Schmerzmittels während der drei Tage nach der Operation.

Rose und Orange

32 iranische Kinder zwischen drei und sechs Jahren erhielten fünfmal Rosenduft zum Einatmen, als sie unter postoperativen Schmerzen litten; die Kontrollgruppe aus ebenfalls 32 Kindern atmete Mandelöl ein. In beiden Gruppen wurden zusätzlich die Standardmedikamente verabreicht. Die „Rosenkinder" verspürten weniger Schmerzen.

Für eine andere iranische Arbeit wurden Speichelkortisol und die Herzschlagrate von 30 Kindern, welche sich zahnärztlichen Behandlungen unterziehen mussten, untersucht. Es waren zehn Jungs und 20 Mädchen, alle zwischen sechs und neun Jahren, die zur Vorsorgeuntersuchung und zur Versiegelung der Zähne kamen. Eine Sitzung erfolgte unter dem Einfluss von Orangenschalenduft (aus einem Vernebler), die andere ohne. Die statistische Auswertung der Kortisolwerte und der Pulsraten deuteten auf einen angstmindernden Effekt von Orangenöl.

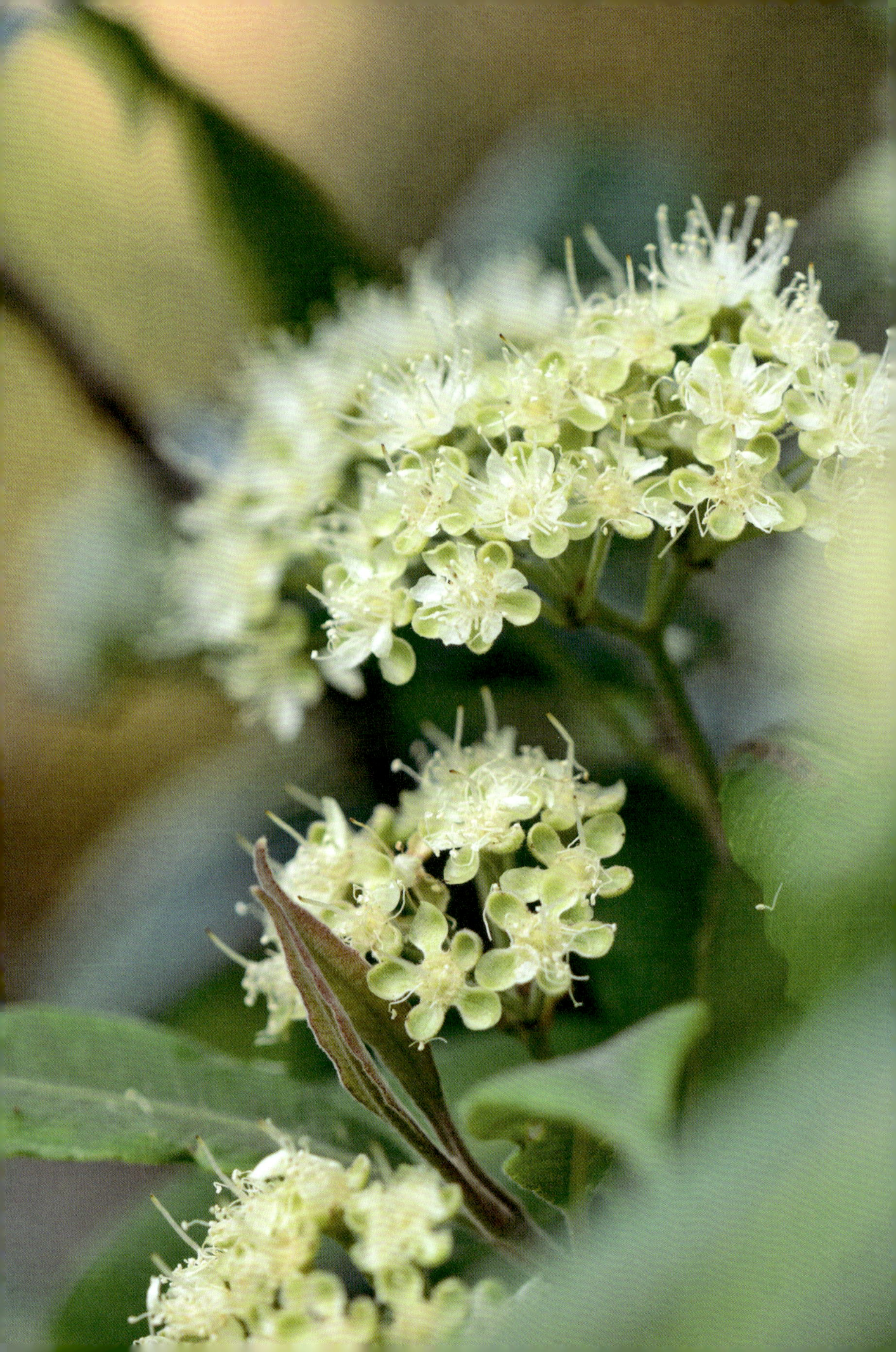

Schmerzen

73 Kinder und Teenager unter 18 Jahren mit gut eingestelltem Diabetes Typ 1 sollten eine Woche lang viermal täglich eine Orangen-Lavendel-Mischung aus einem Vernebler einatmen. Zwei Wochen lang erfolgte die Kontrolle ohne Düfte. 647 Messergebnisse der Schmerzstärke zeigten, dass die Herzfrequenz in Richtung Beruhigung ging, allerdings verringerten sich die Schmerzen bei der Blutabnahme nicht.

71 Kinder mit Verbrennungen (Durchschnittsalter drei Jahre) erhielten Streichungen mit individuell ausgesuchten ätherischen Ölen (insgesamt 126 Anwendungen). Die Herzschlag- und Atemfrequenz sanken daraufhin signifikant. Bei fast allen kleinen Patienten ergaben sich positive Ergebnisse: Die Kinder schliefen ein, wurden ruhiger oder baten um Fortsetzung. Neun der besonders jungen Kinder (sie waren im Durchschnitt 15 Monate alt) reagierten allerdings mit Schreien und Stress.

Dellwarzen

Bei einem australischen Experiment konnte gezeigt werden, dass das antiviral wirksame Zitronenmyrtenöl bei Dellwarzen sinnvoll sein kann. 31 Kinder (Durchschnittsalter 4,6 Jahre) mit Dellwarzen wurden 21 Tage lang einmal täglich mit in Olivenöl verdünntem Zitronenmyrtenöl behandelt. Bei neun von 16 Kindern in der Duftgruppe verbesserte sich der Zustand um mehr als 90 %, bei keinem der 16 Kinder der Kontrollgruppe, die mit reinem Olivenöl behandelt wurden, zeigten sich Verbesserungen.

Im Krankenhaus

Bei US-amerikanischen Kindern mit und ohne Entwicklungsstörungen konnte mit ätherischen Ölen, nämlich Lavendel und Ingwer, eine Steigerung des Wohlbefindens rund um eine Narkose erreicht werden.

In einer kanadischen Arbeit erhielten 39 Kinder zwischen vier und 16 Jahren, die an postoperativer Übelkeit und Erbrechen litten, ein Fertigprodukt, das ätherische Öle zum Einatmen enthält (Ingwer, Lavendel, Pfefferminze und Spearmint). Bei einem Teil der Kinder stellte sich eine Linderung ein.

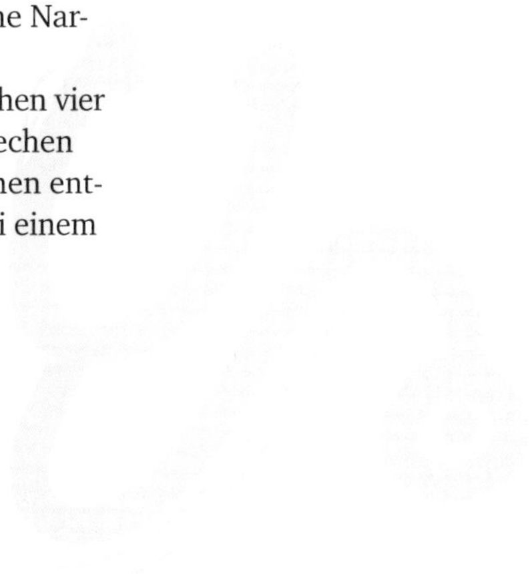

Riecht wie geriebene Zitronenschale: Mit Zitronenmyrte verduften die Dellwarzen.

ADHS

Ein deutscher Arzt und Psychologe ging der Frage nach: Hilft Lavendelöl, wenn innerlich eingenommen, bei der Aufmerksamkeitsdefizit-Hyperaktivitätsstörung (ADHS)? Er verabreichte einem 13-jährigen Jungen, der seit sieben Jahren von diesem „Zappelphilipp-Syndrom“ geplagt wurde, Lavendelöl. Dreimal täglich schluckte der Teenager jeweils eine der in Apotheken erhältlichen Kapseln. Die relativ hohe Dosierung erfolgte aufgrund der Stärke der Symptome und weil das Produkt – zumindest in niedrigen Dosierungen – keinerlei Nebenwirkungen aufweist. Zuvor war er mit Methylphenidat (Ritalin) behandelt worden – dieses sollte abgesetzt werden, doch die Zappel-Symptome traten wieder auf. Der Junge wurde vier Wochen ohne Medikation beobachtet, dann nahm er vier Wochen lang pro Tag 240 mg des speziell aufbereiteten Lavendelöles in Kapseln ein, anschließend nahm er vier Wochen lang ein Placebo ein. Seine Anzeichen von Unaufmerksamkeit reduzierten sich in der Lavendelphase von 19 auf 11 Punkte auf einer genormten Skala, die Verwendung des Placebos ergab 16 Punkte, die Anzahl der Punkte bei der Hyperaktivität verringerte sich von 20 auf 12 (Placebo 16).

Autismus

In einer kalifornischen Studie, die allerdings nur am Rande mit Düften zu tun hatte, konnten 28 Jungs (drei bis zwölf Jahre alt) mit unterschiedlichen Schweregraden an Autismus sechs Monate lang im Rahmen von sensorisch-motorischen Stimulationsübungen auch ätherische Öle schnuppern. Man hatte zuvor in Experimenten mit Nagetieren festgestellt, dass diverse sensorische Anregungen bei Defiziten des Verhaltens Wirkungen zeigen können, und versuchte nun, diese Erkenntnisse auf Menschen

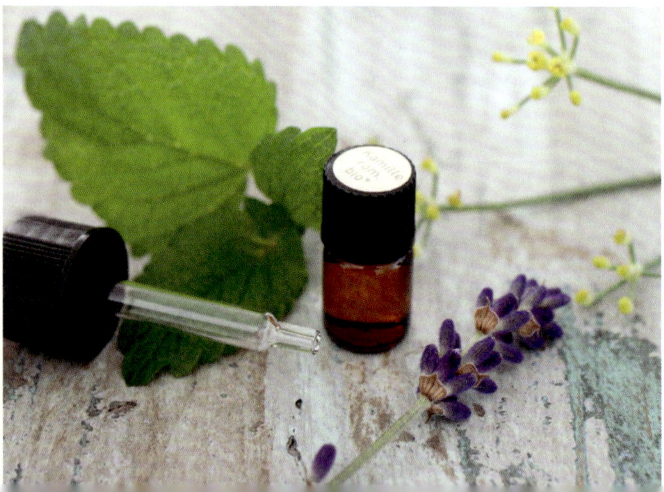

Zuwendung und feine Naturdüfte können kranke Kinder jeden Alters unterstützen.

zu übertragen. Die Stimulation erfolgte zweimal täglich, je 15 bis 30 Minuten lang durch Spielen mit Alltagsgegenständen wie Löffeln und Schwämmen, Berührungs- und Temperatur-Stimuli, dem abendlichen Hören von klassischer Musik sowie durch Schnuppern an Düften (Lavendel, Zitrone, Vanille und Apfel). Diverse Autismus-Symptome zeigten nach sechs Monaten bei 42 % der stimulierten Gruppe und 7 % der Kontrollgruppe eine deutliche Verbesserung von 5 Punkten auf einer international genormten Skala. Auch die Werte für kognitive Funktionen verbesserten sich bei der stimulierten Gruppe. 69 % der Eltern in der stimulierten Gruppe berichteten von Verbesserungen an ihren Kindern, 31 % der Eltern der zum Vergleich herangezogenen Standard-Betreuungsgruppe beobachteten ebenfalls Besserungen. Die Studienleiterin wies zudem auf die geringeren Kosten als bei einer Betreuung durch professionelle Mitarbeiter hin, da die Eltern diese Art von Training mit im Haushalt vorhandenen Gegenständen selber durchführen können.

Wohltuendes für die Eltern

Oft ist es sinnvoll, dass auch Eltern von leidenden Kindern sich mit entspannend wirksamen Düften behandeln. In einer placebokontrollierten Doppelblindstudie an 37 Kindern und Jugendlichen, die vor einer Stammzelltransfusion standen, wurde Bergamotteöl inhaliert. Zwar waren weder die Ängste, die Übelkeit noch die Schmerzen der jungen Patienten reduziert, jedoch zeigte sich bei einigen Eltern eine Reduzierung von deren Ängsten, denn sie atmeten den beruhigend wirksamen Duft der Bergamotte mit ein.

Fazit

Diese Studien-Übersicht ist recht überschaubar, denn in der westlichen Welt sind erhebliche juristische Hürden zu überwinden, um ätherische Öle an Menschen testen zu dürfen. Insbesondere Kinder werden selten zu solchen Experimenten zugelassen. Jedoch selbst wenn die Situation der klinischen Studien mit Kindern und ätherischen Ölen mager ist, können Verantwortliche für Pflegeanwendungen (ÄrztInnen und/oder Pflegedienstleitungen) und auch Eltern dennoch Schlüsse daraus ziehen und vor allem sich über die Unschädlichkeit von ätherischen Ölen überzeugen. Selbst wenn nicht allen kleinen PatientInnen geholfen werden kann – bzw. nicht zufriedenstellend oder nicht statistisch relevant –, ist die menschliche Zuwendung für kranke Kinder so immens wichtig. Zudem mögen (fast) alle Kinder Düfte und reagieren auf diese Abwechslung im Pflegealltag meistens sehr positiv.

Riechübungen

Jedes Kind liebt Memory-Spiele. Umso schöner, wenn eine wichtige sinnliche Wahrnehmung beim Finden der Antwort hilft: das Riechen.

Das Riechen spielerisch trainieren

Ursprünglich war der Riechsinn überlebensnotwendig, um uns vor verdorbenem Essen und vor sich nähernden gefährlichen Feinden zu schützen. Er spielt sogar eine Rolle dabei, den genetisch passenden Partner zu „erschnüffeln". Der winzige Bereich in unserem Gehirn, der Gerüche blitzschnell erfasst, ist auch zuständig für unsere Erinnerungen.

Fangen Sie mit einem ganz einfachen Spiel an: Legen Sie Ihrem Kind folgende drei Dinge auf den Tisch: eine möglichst duftende Rosenblüte, eine Orange, ein Zweig Basilikum. Oder nehmen Sie einen Tannenzweig, eine Zitrone, ein Stück Sternanis. Seien Sie kreativ, Sie werden selbst fündig, beispielsweise im Garten oder im Gewürzregal. Auf drei Wattepads oder gefalteten Stückchen Küchenpapier geben sie nun jeweils einen Tropfen des entsprechenden naturreinen ätherischen Öles. Das Kind darf jetzt wie bei einem Memory-Spiel die zusammengehörigen Partner finden.

In einem weiteren Spiel können Assoziationen trainiert werden – es wäre auch eine ideale Mehrgenerationen-Beschäf-

Wir müssen wieder riechen lernen: Riechübungen wirken sich auch positiv auf die anderen Sinne aus.

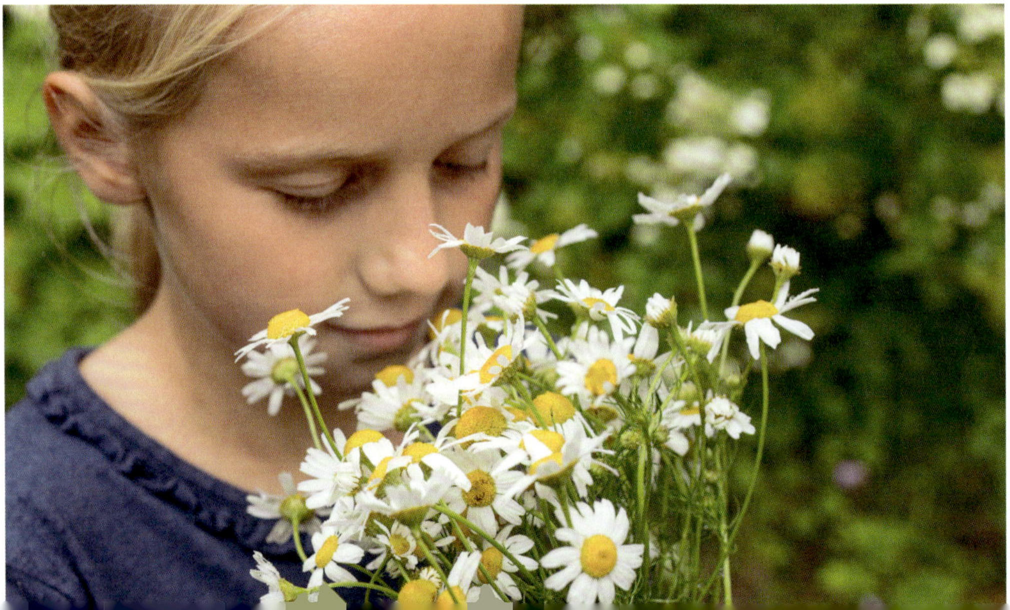

tigung, da es ebenfalls dem Gedächtnis von Senioren auf die Sprünge helfen kann. Sie geben auf fünf Wattepads jeweils einen Tropfen ätherisches Öl, beispielsweise Fichtennadel, Mandarine, Atlaszeder, Patchouli und Zitronenverbene. Erinnerungen oder Vergleiche werden entweder aufgeschrieben oder gemalt: Zitronenverbene erinnert fast alle Menschen an Nimm-2-Bonbons, Fichtennadel verbinden viele Menschen mit Waldspaziergängen oder Schaumbädern, Patchouli mag erdig-modrig oder gar gruselig erscheinen, vielleicht Gedanken an eine Geisterburg wecken. Lassen Sie der Fantasie freien Lauf!

Inzwischen ist sogenannte therapeutische Knete im Handel erhältlich. Die Idee dahinter nutzt den Effekt der Resorption von ätherischen Ölen durch die Handinnenflächen. So kann „duftkneten“ beruhigend, konzentrationsfördernd oder angstlindernd wirken. Da Kinder gerne rummatschen, kann der gesundheitsfördernde Effekt beim Selbermachen einer Duftknete (unten) noch verstärkt werden.

Bessere Schulleistungen mit Düften

Auch im Schulbereich kann der spielerische Umgang mit Düften wertvolle Hilfe leisten. Denn weder Klassenarbeiten noch das dafür nötige Lernen gehören zu den Favoriten von Kindern. Stressig wird es, wenn sich in einem oder mehreren Fächern ernsthafte Probleme entwickeln. Vor allem, wenn der Stoff ge-

SELBST GEMACHTE DUFTKNETE

Kreative Beschäftigung mit gesundheitlichem Nutzen für Kinder ab 3 Jahren.

1 Tasse Bio-Weizenmehl (ca. 120 g)
¼ Tasse Salz (ca. 50 g)
¼ Tasse sehr warmes Wasser
2 EL Jojobaöl
5 Orange
5 Bergamottminze
5 Vanilleextrakt
evtl. Lebensmittelfarbe

- Mehl und Salz vermischen, dabei nicht zu viel Staub aufwirbeln.
- Langsam das Wasser hinzufügen und gut verrühren.
- Mit dem Jojobaöl geschmeidig machen und tüchtig kneten, eventuell etwas Lebensmittelfarbe hinzufügen.
- Masse in drei Portionen aufteilen und jeweils eines der ätherischen Öle zugeben, wieder gut verkneten.
- Die Knete ist je nach Sauberkeit der bearbeitenden Händchen bis zu zwei Wochen im Kühlschrank haltbar, bitte in Schraubgläsern aufbewahren (Klarsichtfolie und Plastikbehälter vertragen sich nicht mit ätherischen Ölen).
- Statt dem eher kostenintensiven Jojobaöl, welches nicht ranzig wird, kann Olivenöl verwendet werden. Es hat jedoch einen starken Eigengeruch. Sonnenblumenöl wird schnell ranzig.

lernt wurde, doch in Prüfungssituation nicht gut abrufbar ist, also eine Stress-Blockade vorliegt. Dann hilft dieser völlig legale „Spickzettel“: Ein ganz individueller Prüfungs-Duftmix wird so angewandt, dass Kopplungsmechanismen aktiviert werden – in der Neurolinguistik nennt man das Ankern. Darum ist es wichtig, dass dieser Duft oder besser noch diese Duftmischung ausschließlich beim Lernen bzw. Vorbereiten für das betreffende Fach geschnuppert wird (bei unterschiedlichen Lernfächern verwenden wir unterschiedliche Düfte oder Mischungen), z. B. in der Duftlampe, auf einem Papiertaschentuch o. Ä. Und zwar immer wieder. Das Gehirn verbindet den Lerninhalt des schwierigen Faches, sagen wir Physik, sehr schnell mit diesem einzigartigen Duft. Physik riecht also beispielsweise nach Pfefferminze oder nach Zitrone mit Pfefferminze. Das ist wie beim berühmten Pawlowschen Hund: Beim Füttern ertönte immer eine Glocke; nach kürzester Zeit brauchte Bello nur die Glocke zu hören und schon lief ihm der Geifer – seine Verdauungssäfte erwarteten also das Futter. Dieser Mechanismus funktioniert bei uns Menschen hervorragend und so können wir ihn bei unseren Kindern nutzen. Wenn man für jüngere Kinder noch eine Prise „Zauberei“ dazugibt – „Diese Öle-Mischung verleiht dir Zauberkräfte“ oder gar „Diese Mischung dient zwar dem Schummeln, der Lehrer kann sie dir aber nicht verbieten …“ – ist der Erfolg vorprogrammiert. Beispielsweise kann für die Lateinprüfung eine Mischung namens La-Ti-Num eingesetzt werden (siehe unten): La steht für Lavendel, Ti für Teebaum oder Teatree und Num ist die letzte Silbe einer Bezeichnung für Weihrauch: Olibanum.

ZITRONEN-LA-TI-NUM FÜR SCHULKINDER

Duftes Konditionieren sorgt für schulische Erfolge.

10 ml Jojobaöl
3 Zitrone
1 Lavendel fein
1 Teebaum
1 Weihrauch

- Alle Zutaten in einem Fläschchen mischen und dieses in die Prüfungssituation (oder auch in die Bewerbung für Teenager) mitnehmen und daran schnuppern, dazu am besten auf ein Papiertaschentuch träufeln und dieses in die Brusttasche, in den BH oder in das Federmäppchen stecken.
- Nach der Prüfung wieder wegtun, damit die Kopplung nicht verwischt wird.

Dufte Küche

Fast alle Kinder lieben es, in der Küche zu helfen. Sie spielen gerne mit Nudelholz, Quirlen, Förmchen und Kannen, das Rühren und Kneten von Soßen und Teigen macht sie glücklich.

Gesundes Plus: Gerichte mit wertvollen Ölen

Durch das gemeinsame Kochen und Backen entsteht ein gesunder Bezug zur Nahrung, die sinnliche Wahrnehmung wird so viel mehr geschult als beim Spielen mit virtuellen Spielzeugen. Zudem unterstützt die dufte Küche die Gesundheit, da auf diese Weise wertvolle sekundäre Pflanzenstoffe, aus denen viele ätherische Öle bestehen (Monoterpene, Phenole), genussvoll aufgenommen werden. Diese wirken ähnlich wie manche Vitamine regenerierend bei Entzündungsprozessen und Hautproblemen, außerdem können sie dem Immunsystem auf die Sprünge helfen. Nicht zuletzt schulen ätherische Öle die sinnliche Wahrnehmung von Naturaromen, die in verarbeiteten Lebensmitteln zunehmend durch billige synthetische Geschmacksstoffe nur vorgegaukelt werden. Viele schnell zubereitete Mahlzeiten und Getränke können mit wertvollen ätherischen und fetten Pflanzenölen angereichert werden. Sie sind für Kinder aller Altersgruppen nützlich und können je nach jahreszeitbedingtem Obstangebot variiert werden.

Achten Sie darauf, alle ätherischen Öle in lebensmittelzertifizierter Bioqualität zu verwenden (mehr dazu im Service ab S. 139). Die folgenden Rezepte waren und sind immer noch bei unseren Kindern beliebt. Sie sind für vier Personen berechnet.

COKO-COOL-CAKE

Ein Kuchen ohne Ei! Und die Kinder können beim Backen mithelfen …

4 Tassen helles Dinkelmehl
2 Tassen brauner Zucker
1 Tasse im Wasserbad geschmolzenes Kokosöl
1 Tasse Mineralwasser
¾ Tasse Kakaopulver (ohne Zucker)
1 Päckchen Backpulver
15 Tropfen Goldorange-Ölmischung (siehe Rezept S. 136)
evtl. Puderzucker zum Bestäuben

- Alle trockenen Zutaten mit dem Mixer gut verrühren.
- Das Kokosöl und das Mineralwasser dazugeben, das ätherische Öl gut unterrühren.
- In einer Gugelhupfform 35–40 Minuten bei 175 Grad backen.
- Nach dem Abkühlen auf Wunsch mit etwas Puderzucker bestäuben.

GUTE-LAUNE-OMEGA-MÜSLI

Nicht nur zum Frühstück, auch als Dessert lecker. Das Leinöl steuert wertevolle Omega-3-Fettsäuren bei.

200 g feine Haferflocken
20 g fein gemahlene Mandeln
20 g Kokosraspeln
20 💧 geröstetes Arganöl oder Haselnussöl
20 💧 sehr frisches Leinöl
250 ml Orangen- oder Multifruchtsaft
250 g Joghurt
je 1 Apfel und 1 Banane, gewürfelt
1 Tasse (tiefgekühlte) gemischte Beeren
5 💧 Orange (Lebensmittelqualität)
5 💧 Vanilleextrakt (Lebensmittelqualität)
evtl. Agavensirup oder Honig
evtl. Schlagsahne oder Kakaopulver

- Haferflocken, Mandeln und Kokosraspeln mit Argan- bzw. Haselnussöl, Leinöl, Saft und Joghurt verrühren.
- Die restlichen Zutaten dazugeben, umrühren und für 15 Minuten ziehen lassen. Die Konsistenz der Speise ist optimal, wenn sie fast vom Löffel tropft. Je nach Art der Haferflocken saugen diese mehr Flüssigkeit als angegeben auf, dann eventuell etwas mehr Joghurt und Saft dazugeben.
- Nach Geschmack mit Agavensirup oder Honig süßen und eventuell mit etwas Schlagsahne und Kakao dekorieren.

LEUCHT-QUARK

Der Name kommt von der leuchtend orangenen Farbe dieses Desserts – Sanddornfruchtfleischöl färbt stark.

500 g Magerquark (Topfen)
25 💧 Sanddornfruchtfleischöl
25 💧 geröstetes Arganöl oder Haselnussöl
Saft von 1 Orange
1 Orange (oder Apfel, Banane, Erdbeeren), in Stücke geschnitten
2 💧 Mandarine rot (Lebensmittelqualität)
5 💧 Vanilleextrakt (Lebensmittelqualität)
evtl. Agavensirup oder Honig

- Alle Zutaten verrühren und nach Geschmack mit Agavensirup oder Honig süßen.

GOLDORANGE-ÖLMISCHUNG

Mit dieser Mischung können Sie Plätzchen, Tee, Quark, Joghurt, (Pflanzen-)Milch und vieles mehr aromatisieren und so Abwechslung auf den Tisch zaubern.

8 ml Orangenöl (Lebensmittelqualität)
40 💧 Vanilleextrakt (Lebensmittelqualität)
15 💧 Zedrat oder Zitrone (Lebensmittelqualität)
2 💧 Ingwer, destilliert (Lebensmittelqualität)
1 💧 Zimtrinde (Lebensmittelqualität)
Flasche (10 ml)

- Alle Zutaten in einer Flasche mischen.
- Von dieser Mischung beispielsweise 10–15 Tropfen in Kuchen- oder Plätzchenteig, 5 Tropfen auf 500 g Quark (Topfen) oder 1 Tropfen auf 250 ml geschlagene, gesüßte Sahne geben. Oder 2 Tropfen in etwas Agavensirup zum Süßen von Obstsalaten und Desserts verwenden.
- Diese Mischung eignet sich auch als Adventsöl für die Duftlampe.

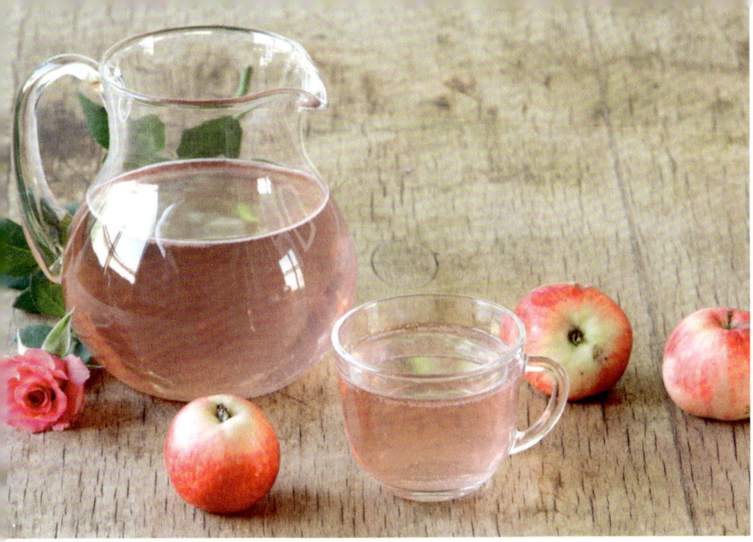

Nicht nur für Lümmel: Auch Einhorn-Freundinnen lieben das leckere Getränk.

ROSIGER APFELSAFT

Dieses erfrischende Getränk ist bestens geeignet für warme Sommertage, Grillfeste und Kindergeburtstage. Durch das Rosenhydrolat bekommt es orientalisches Flair.

750 ml naturtrüber Apfelsaft
250 ml Mineralwasser
1 EL Rosenhydrolat (ohne Alkohol, Lebensmittelqualität)
1 Stängel frische Zitronenmelisse

- Apfelsaft, Wasser und Hydrolat in einem Krug mischen und den Stängel Zitronenmelisse dazugeben.

LÜMMEL-LIMO

Diese zuckerfreie Getränkevariante ist eine Geschmacksexplosion und dabei noch richtig gesund.

70 ml naturtrüber Apfelsaft
20 ml Bio-Himbeersirup aus echten Früchten
10 ml Rosenhydrolat (ohne Alkohol, Lebensmittelqualität)
1 💧 Zedrat oder Zitrone (Lebensmittelqualität)
5 💧 Vanilleextrakt (Lebensmittelqualität)
ca. 1 l Mineralwasser, still oder mit wenig Kohlensäure

- Die ätherischen Öle sehr gut mit dem Himbeersirup verrühren, das Hydrolat und den Apfelsaft dazugeben.
- Diesen Mix in einem schönen Glaskrug mit Wasser aufgießen.

TONKA-KUSCHELZUCKER

Zum Süßen von Tee, warmem Apfelsaft, Waffeln, Plätzchen, Kuchen und vielem mehr.

200 g Rohrohrzucker
10 💧 Tonkaextrakt (Lebensmittelqualität)
8 💧 Kakaoextrakt (Lebensmittelqualität)
5 💧 Vanilleextrakt (Lebensmittelqualität)
evtl. 3 💧 Orange und 1 💧 Zimtrinde (jeweils Lebensmittelqualität)
verschließbares Glas

- Zuerst die ätherischen Öle in ein Schraubglas geben und das Glas schwenken.
- Den Zucker dazugeben und gut schütteln, nochmal mit einem Löffel durchmischen.

Zum Weiterlesen

Bächle-Helde, Bernadette und Bühring, Ursel:
Heilsame Wickel und Auflagen. Aus Heilpflanzen, Quark & Co., Ulmer, 2013.

Braunschweig, Ruth von:
Pflanzenöle, Stadelmann, 2010.

Bühring, Ursel:
Heilpflanzenrezepte, Ulmer, 2014.

Bühring, Ursel/Ell-Beiser, Helga/Girsch, Michaela:
Heilpflanzen für Kinder, Ulmer, 2015.

Enz, Margit:
Die Heilkräfte der ätherischen Öle, Joy, 2007.

Fischer-Rizzi, Susanne:
Himmlische Düfte. Aromatherapie, Hugendubel, 2011.

Grimm, Hans-Ulrich:
Gummizoo macht Kinder froh, Droemer, 2017.

Herber, Sabrina:
Aromatherapie in der häuslichen Pflege, Joy, 2017.

Herber, Sabrina:
Basics-Ätherische Öle. Grundwissen, Aromapflege-Mischungen & Co., Joy, 2018.

Herber, Sabrina und Zimmermann, Eliane:
aromaMAMA Magazin, erscheint regelmäßig zu den Workshops von www.aroma-mama.de

Hönig, Sabine und Kutschera, Ursula:
Aromaküche. Gaumenfreuden mit ätherischen Ölen, Leopold Stocker, 2012.

Kettenring, Maria M. :
Duftküche. 80 Vitalrezepte mit ätherischen Ölen, Kneipp, 2014.

Kettenring, Maria M. :
Hausapotheke Ätherische Öle, Joy, 2014.

Kleindienst-John, Ingrid:
SOS Hustenzwerg. Ätherische Öle und Kräuter für Kinder von 0-12, Freya, 2014.

Uhlemayr, Ursula:
Wickel & Co. Bärenstarke Hausmittel für Kinder. Sanft und natürlich heilen. Die besten Hausmittel für Kinder, Urs, 2017.

Velten, Heidi und Walter, Bruno:
Kleine Nasen. Große Düfte. Dufterlebnisse, Aromatherapie, Gesundheitstipps vom Baby- bis zum Schulalter, Urania, 2014.

Zeh, Katharina:
Handbuch ätherische Öle, Joy, 2005.

Zimmermann, Eliane:
Aromatherapie – Die Heilkraft ätherischer Pflanzenöle, Irisiana, 2018.

Zimmermann, Eliane:
Aromatherapie für Pflege- und Heilberufe, Haug, 2018.

Zimmermann, Eliane:
Aromatherapie für Sie, Trias, 2017.

Zimmermann, Eliane:
Hydrolate. Pflanzenwässer, die vergessene Dimension der Aromatherapie und Aromapflege, Grasl, 2018.

Bezugsquellen

Ätherische Öle, Hydrolate, fette Öle und mehr

Aetherio love & science: Bettina Görner
www.aetherio.de
Aromasprays für Babys, Kinder und Eltern

Arteverde
www.arteverde.at
ätherische Öle, fertige Aromapflegemischungen

Bahnhof Apotheke in Kempten/Allgäu
www.bahnhof-apotheke.de
ätherische Öle, Hydrolate ohne Alkohol, fertige Aromapflegemischungen, Wickel-Hausapotheke

Bergila
www.bergila.com
kleine aber feine Auswahl ätherischer Öle, besonders Latschenkiefer, Wacholder und Zirbelkiefer

Bio Planète: Ölmühle Moog
www.bioplanete.com
Pflanzenöle in guter Qualität

Bruno Zimmer
www.brunozimmer.de
Pflanzenöle in guter Qualität und großer Auswahl

Evelyn Deutsch
www.aromapflege.com
ätherische Öle von Farfalla, fertige Aromapflegemischungen, fette Öle, Wickel-Hausapotheke

Farfalla
www.farfalla.eu
ätherische Öle, Hydrolate ohne Alkohol, Melisse 10%, fette Öle, Naturkosmetik

Feeling
www.feeling.at
ätherische Öle, Hydrolate ohne Alkohol, Salben, elektrische Duftgeräte

Florentia
www.florentia.ch
ätherische Öle, Hydrolate ohne Alkohol, Pflanzenöle, Inhalierstifte aus Glas

Jophiel
www.jophiel-aromaoele.de
ätherische Öle, Hydrolate ohne Alkohol, Aromapflegemischungen

Neumond
www.neumond.de
ätherische Öle, Aromapflegemischungen für den Pflegebereich

Ölmühle Solling
www.oelmuehle-solling.de
Pflanzenöle, Mischungen und vieles mehr

Primavera
www.primavera.de
ätherische Öle, Pflanzenöle, fertige Aromapflegemischungen für den Pflegebereich, Hydrolate mit Alkohol, elektrische Duftgeräte

Ronald Reike
www.naturrohstoffe.de
ätherische Öle, Hydrolate ohne Alkohol, Pflanzenöle

Taoasis
www.taoasis.de
ätherische Öle, Duftlampen und Pflanzenöle

Wadi
www.etherischeoele.de
ätherische Öle, Calophyllumöl, Hydrolate ohne Alkohol

Bezugsquellen

Ätherische Öle in Lebensmittelqualität

Taoasis

www.taoasis.de
ätherische Öle für die Aromaküche, zertifiziert als Lebensmittel

Vegaroma

www.vegaroma.de
ätherische Öle für die Aromaküche, zertifiziert als Lebensmittel

Cremedosen und anderes Zubehör

Evelyn Deutsch

www.aromapflege.com
Cremedosen, Sprühflaschen, Roll-ons

Medi-Inn

www.medi-inn.de
Medikamentenbecher mit Deckel in vielen Farben

Rosa Heinz

www.rosa-heinz.de
Cremedosen, Sprühflaschen, Roll-ons

Elektrische Duftgeräte

Farfalla

www.farfalla.eu
elektrische Duftgeräte

Feeling

www.feeling.at
elektrische Duftgeräte

Primavera

www.primavera.de
elektrische Duftgeräte

Bildquellen

Titelfoto: Heike Schmidt-Röger (Hauptbild); Imageman/Shutterstock.com (Melissenzweig vorne links), seramo/Shutterstock.com (Melissenzweig Mitte rechts).
Klappenfotos: Heike Schmidt-Röger (vorne), seramo/Shutterstock.com (hinten).
Innenteil: Die Fotos im Innenteil stammen von Heike Schmidt-Röger mit Ausnahme der folgenden: AmyLv/Shutterstock.com: 16; Aniana/Shutterstock.com: 35; Anna Kraynova/Shutterstock.com: 78; Botamochy/Shutterstock.com: 124; Claudio Divizia/Shutterstock.com: 15; Conrado/Shutterstock.com: 66/67; DoryF/Shutterstock.com: 26; Genadi Dochev/Shutterstock.com: 8, 50; Grigorii Pisotsckii/Shutterstock.com: 28; HardheadMonster/Shutterstock.com: 32; Hecker, Frank: 22; Herber, Sabrina: 31; inacio pires/Shutterstock.com: 27, 41; Iness la luz/Shutterstock.com: 54; JurateBuiviene/Shutterstock.com: 40; LianeM/Shutterstock.com: 110; Loeper, Ulrich: 68, 132; Malll Themd/Shutterstock.com: 39; MAR007/Shutterstock.com: 137; Maxal Tamor/Shutterstock.com: 34; MMCez/Shutterstock.com: 6; momanuma/Shutterstock.com: 29; MRutherford/Shutterstock.com: 37; Nikolay Kurzenko/Shutterstock.com: 23; nitinut380/Shutterstock.com: 30; Oksana Shufrych/Shutterstock.com: 38; Pattawin/Shutterstock.com: 127; Paya Mona/Shutterstock.com: 12; Sergey Didenko/Shutterstock.com: 36; Skyprayer2005/Shutterstock.com: 25; SteffenHauser/Botanikfoto: 33, 128; Steidel, Niki: 141; Thaninee Chuensomchi/Shutterstock.com: 120/121; vesna cvorovic/Shutterstock.com: 122/123; Zimmermann, Eliane: 24, 104/105.

Die Firmen Farfalla Essentials AG, „FEELING" Handelsgesellschaft mbH, Neumond - Düfte der Natur GmbH und PRIMAVERA LIFE GMBH haben freundlicherweise ihre Originalprodukte für das Fotoshooting zur Verfügung gestellt.
Die Zeichnungen auf den Seiten 2, 8 und 14 fertigte Susanne Junker, red.sign, Stuttgart.

Über die Autorinnen

Unser aromaMAMA-Projekt ist noch jung, wir sprechen seit Ende 2016 interessierte Eltern und BetreuerInnen in einer gut besuchten Facebook-Gruppe an, geben verantwortungsvolle Tipps, um bei kleinen Wehwehchen wirkungsvoll Erste Hilfe leisten zu können. Auch über andere Medien gibt es mehrmals wöchentlich nützliche Ratschläge und Rezeptideen:

- **www.aroma-mama.de**
- **www.facebook.com/groups/aromaMAMMA**
- **www.instagram.com/_aromamama_**
- **www.pinterest.de/aromamamas**

Sabrina Herber

Schon ihre Urgroßmutter war von den Heilkräften der Natur sehr angetan und ließ sie als Urenkelin daran teilhaben. Später absolvierte sie ihre Ausbildung in Aromatherapie, seit 2002 leitet sie Fortbildungen für Pflegende. 2008 gründete sie ihre Schule für Aromatherapie und Aromapflege im Hunsrück (Rheinland-Pfalz). Dort unterrichtet sie inmitten von duftenden Pflanzen und Heilkräutern Pflegekräfte, Heilpraktiker und Ärzte. Sie schreibt Fachbeiträge, unterstützt ehrenamtlich das Palliativ Portal mit regelmäßigen Artikeln zur Aromapflege und 2017 erschien ihr erstes Buch „Aromatherapie in der häuslichen Pflege“. Regelmäßig erscheinen auf ihrer Seite **www.vivere-aromapflege.de** Beiträge zum Thema Aromatherapie und Aromapflege.

Eliane Zimmermann

Wie sie viel später lernte, war sie bereits als Kind ein „Nasentier“: Der Rasierwasserduft des Vaters konnte trösten. Später absolvierte sie ihre Ausbildung in Aromatherapie, seit 1992 leitet sie Fortbildungen, zunächst in Wiesbaden und München, seit 2000 inmitten der subtropischen Flora Südwest-Irlands. Im Garten hegt sie duftende Heilpflanzen, am Computer geht sie wissenschaftlichen Studien nach. Aus beiden Passionen entstanden sechs Bücher sowie Fachbeiträge über ätherische Öle. Sie schreibt auch regelmäßig Beiträge im ersten deutschsprachigen Blog über Aromatherapie **www.aromapraxis.de**. Auch reist sie zum Kontinent, um Kurse über dieses vielseitige Thema zu halten und um sich mit Wissenschaftlern über die pharmazeutisch wirksamen Duftmoleküle auszutauschen.

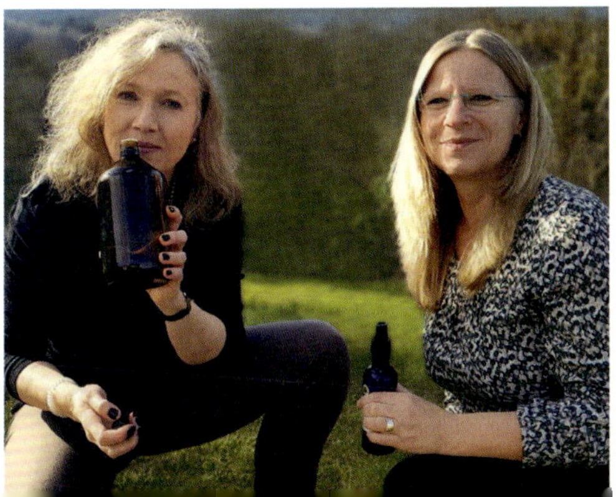

DANKSAGUNG

Unsere tief empfundene Dankbarkeit geht an unsere einst kleinen und nun großen Lehrmeister Ben, Anton, Moritz, Chris, Maxi und Carl.

Schnell nachgeschlagen

Impressum

Die in diesem Buch enthaltenen Empfehlungen und Angaben sind von den Autorinnen mit größter Sorgfalt zusammengestellt und geprüft worden. Eine Garantie für die Richtigkeit der Angaben kann aber nicht gegeben werden. Autorinnen und Verlag übernehmen keine Haftung für Schäden und Unfälle. Bitte setzen Sie bei der Anwendung der in diesem Buch enthaltenen Empfehlungen Ihr persönliches Urteilsvermögen ein.
Der Verlag Eugen Ulmer ist nicht verantwortlich für die Inhalte der im Buch genannten Websites.

Bibliografische Information der Deutschen Nationalbibliothek
Die Deutsche Nationalbibliothek verzeichnet diese Publikation in der Deutschen Nationalbibliografie; detaillierte bibliografische Daten sind im Internet über http://dnb.d-nb.de abrufbar.

Wollgrasweg 41, 70599 Stuttgart (Hohenheim)
E-Mail: info@ulmer.de
Internet: www.ulmer.de
Lektorat: Christine Hutschenreuther, Antje Krause
Herstellung: Isabell Scherrieble
Umschlag-Konzeption: Ruska, Martín, Associates GmbH, Berlin
Umschlag-Gestaltung: Antje Warnecke, nordendesign.de
Satz: red.sign, Susanne Junker, Stuttgart
Reproduktion: timeRay Visualisierungen, Jettingen
Druck und Bindung: Druck Westermann, Zwickau
Printed in Germany

FSC www.fsc.org MIX Papier | Fördert gute Waldnutzung FSC® C110508

ISBN 978-3-8186-0070-9